保健指導のカンどころ！

保健師に知ってほしい 糖尿病と歯科のこと

にしだわたる糖尿病内科
西田 亙 著

医歯薬出版株式会社

This book was originally published in Japanese
under the title of :

HOKEN SHIDŌ-NO-KANDOKORO HOKENSHI-NI SHITTEHOSHII TOUNYOUBYOU TO SHIKA-NO-KOTO
(The Essence of Diabetes and Oral Health – For Your Better Public Health Education)

NISHIDA, Wataru, M.D., Ph. D.
  Director of Nishida Wataru Diabetes Clinic

ⓒ 2019 1st ed.

ISHIYAKU PUBLISHERS, INC.
  7-10, Honkomagome 1 chome, Bunkyo-ku,
  Tokyo 113-8612, Japan

は じ め に

　私は，毎週末になると講演で全国を回っていますが，この活動のきっかけに
なったものは，保健師さん対象の糖尿病研修会でした．今から10年以上前，
当時は愛媛大学医学部に勤務していましたが，大学が位置する東温市において，
地域住民を対象にした前向き研究「東温スタディ」に関わっていたのです．

　多数の市民を相手に検診を行うためには，地元の保健師さんの助けが必要に
なりますので，自然と交流が始まり，私が専門とする糖尿病の講義を行うよう
になりました．この講義が好評で，ありがたいことに愛媛県下のさまざまな市
町村の保健師さんからもお呼びがかかるようになり，保健師さん対象の研修セ
ミナーや住民対象の健康講座などを数多く担当することとなりました．

　愛媛県のどこに行っても，保健師さん達は真面目でひたむきでした．住民の
健康のために貢献したいという真心が，ひしひしと伝わってきたことを今でも
よく覚えています．

　この温かな交流を通して，私は「保健師にできて医師にはできないことがあ
る」という事実に，改めて気づかされました．それが『予防』です．残念なが
ら，医師は糖尿病の治療しかできません．日本の疾病保険は，治療や検査，疾
病管理を行わなければ，医業収益が上がらない仕組みになっているからです．

　それを証明するかのように，山ほど発刊されている糖尿病の書籍は，診断や
治療に関しては饒舌に語るものの，「糖尿病発症の予防」にはほとんど触れる
ことがありません．研修会を重ねる中で，保健師さん達が本当に必要としてい
る情報は，「人々を糖尿病の発症から守る智慧」にあることに気づいたのです．
しかし，地方の一研究者にすぎない私に，糖尿病と予防の保健指導に関わる書
籍を執筆する機会などあるわけもなく，10年以上の月日が立ちます．

　転機は2017年に訪れました．私は2009年から愛媛県歯科医師会と協力して
医科歯科連携事業に取り組んでおり，2012年に開業してからは，歯科関係者
を対象にした講演会を全国で積極的に行うようになりました．この講演活動を
きっかけとして，医歯薬出版株式会社からお声が掛かり，2017年に第一作と
なる『内科医から伝えたい 歯科医院に知ってほしい糖尿病のこと』を上梓さ
せて頂くことになったのです．お陰様でこの作品は評判を呼び，さらに『糖尿
病療養指導士に知ってほしい歯科のこと』の発刊へつながりました．そして今
回，遂に当初の念願であった，保健指導を主題に置いた書籍を世に出す機会に
恵まれたのです．

本書には，保健指導にあたり必要になる糖尿病や糖代謝異常の知識を，誰でもわかる言葉で，目に浮かぶように記しました．糖尿病を改善し，糖尿病を予防するためには，口腔が健康であることが必須条件となりますので，歯科領域についても，私達医療従事者が知っておかねばならない重要な知識が網羅されています．

　そして，第Ⅴ編で明らかになりますが，令和の時代における保健指導は「炎症制御」が鍵になります．なぜ保健師が口腔にも注意を払わなければならないのか？なぜ特定保健指導の基準はここまで厳しいのか？数々の臨床研究を紐解きながら，その理由を明らかにします．

　第Ⅶ編では，私のもうひとつの専門である「医療面接」についてご紹介します．医学部勤務時代，私は医療面接の教育責任者を担当していたのですが，ここで学んだ医療面接という学問が，開業後は大いに役立っているのです．外来は，患者さんが通院してくださって初めて成り立ちます．中断されてしまえば，もはや関わることができないからです．これは，保健指導においても同じことでしょう．どうすれば，相手に信頼され，楽しみにしながら指導を受けてもらえるのか．その勘所を紹介しています．

　本書に記した，目に浮かぶような知識と医療面接が，全国で活躍する保健師の皆さまの一助となり，ひいては日本国民が健康な道のりを歩むきっかけになれば，著者としてこれ以上の喜びはありません．

　最後に，第五作目となる本書を保健指導の現場に送り出して下さった，医歯薬出版株式会社第一出版部，第二出版部，営業部の皆さまに深謝します．そして，私が外来診療，講演，執筆に集中できるよう，日々体と心を支え続けてくれている妻と娘に本書を捧げます．

令和元年10月吉日

にしだわたる糖尿病内科 院長　　西田 亙

本書中の検査表記について

本書では，下記の 2 項目について一般書とは異なる表記を採用しています．

1. CRP

CRP（C Reactive Protein：C 反応性蛋白）には，現在 3 種類の検査方法があり，大きく 2 グループに分かれます．1 つは，旧来の**通常感度 CRP**，もう 1 つが新しい**高感度 CRP** です（hs-CRP：high sensitiviy-CRP）．

	通常感度 CRP		高感度 CRP
	旧 CRP	新 CRP	
保険収載	あり（16 点）		なし
検査方法	免疫比濁法	ラテックス凝集法	ラテックスネフェロメトリー法
単位	mg/dL		mg/L（ng/mL *）
測定範囲	0.1 mg/dL ～	0.01 mg/dL ～	0.004 mg/dL ～
報告桁数	小数第一位	小数第二位	小数第三位

*古い論文などでは ng/mL が使われています

高感度 CRP は，最も鋭敏な検査方法であり，0.004 mg/dL から検出することができます．通常感度 CRP は，検査方法によりさらに旧 CRP と新 CRP に分かれます．旧 CRP では微小炎症を評価することはできませんが，**新 CRP の測定感度は高感度 CRP に匹敵する**ため，歯肉炎・歯周炎など慢性微小炎症の病態評価に活用することが可能です．

三者を見分けるポイントは，報告書に記載された数値の少数部分にあります（報告桁数）．**CRP の値が，少数第二位まで記載されていれば，新 CRP** です．最近は，新 CRP で測定している検査機関が増えてきていますが，いまだに旧 CRP を用いている施設もあります．また，現時点で高感度 CRP は保険収載されていません．

最後に単位ですが，高感度 CRP と通常感度 CRP は違う単位で運用されています．引用している論文も，原典中では mg/L や ng/mL で記載されていますが，混乱を防ぐために，本書では**通常感度 CRP と高感度 CRP を『CRP』に統一し，単位はすべて『mg/dL』で記載**しています．

2. 絶食時血糖

35 ページで解説していますが，日本では海外の **Fasting Plasma Glucose（絶食時血漿グルコース）**を「空腹時血糖」と表記しています．空腹という言葉は，お腹が空いている状態を意味しますので，多くの人は「昼食前や夕食前の空腹時」の採血を，空腹時血糖であると誤解してしまうのです．本書では，そのような誤解を防ぐために，『絶食時血糖』で表記を統一しています．

保健指導のカンどころ！ **保健師**に知ってほしい**糖尿病**と歯科のこと

第 I 編　目に浮かぶような物語を

1　「伝える」と「伝わる」の違い …… 2
2　「人の心がわかる心」を教養という …… 2
3　知識と智慧の違い …… 3
4　「本物の知識」は相手を幸せにする …… 3
5　本物の知識がなければ「相手の気持ち」はわからない …… 4
6　「口腔の知識」がなければ軟食の理由はわからない …… 6
7　厳しい指導の裏側で去って行く人々 …… 7
8　心に貯金をして帰す …… 8
9　人の心を動かすものは物語 …… 9
10　学問の力を借りて物語に意外性を吹き込む …… 10
11　前向きな言葉で寄り添いという余韻を残す …… 12

第 II 編　目に浮かぶ糖尿病の基礎知識

第 1 章　糖尿病の歴史とインスリン

1　糖尿病は数千年もの歴史をもった病気 …… 14
2　「糖尿病（Diabetes Mellitus）」命名までの道のり …… 15
3　なぜ尿糖は糖尿病の診断に使われないのか？ …… 17
4　インスリンの発見 …… 19
5　血糖値を下げる唯一のホルモン〜インスリン〜 …… 19
6　24時間社会で疲弊していく膵臓のβ細胞 …… 21
7　糖尿病は社会病 …… 23

第 2 章　血糖値とカロリーを理解する

1　水のように薄い血糖値を実感する …… 25
2　角砂糖1個に秘められた熱エネルギー …… 27
3　"水を飲んでも太る"理由 …… 28
4　殺人的高カロリーを含有する清涼飲料水 …… 30
5　食後の経過時間に応じた血糖の正常値 …… 31
6　真の健常者は血糖一直線！ …… 32

CONTENTS

第3章 糖尿病の診断と分類

1 まずは糖尿病型の判定から ……… 34
2 慢性の高血糖を証明せよ！……… 37
3 糖尿病の成因分類 ……… 39
4 糖尿病の病態分類 ……… 41

第4章 糖尿病は血管病

1 人は血管とともに老いる ……… 43
2 糖尿病特有の三大合併症（細小血管障害）……… 43
3 命にかかわる大血管障害 ……… 45
4 第6の糖尿病合併症 "歯周病" ……… 45
5 最も怖い合併症は神経障害 ……… 46

第5章 高血糖症状のポイント

1 糖尿病に特徴的な高血糖症状 ……… 48
2 血糖値300mg/dL以上を疑わせるサイン ……… 50

第6章 低血糖症状のポイント

1 なぜ血糖コントロール目標は改定されたのか？……… 51
2 " The Lower, The Better"の見直し ……… 52
3 HbA1c 7.5%前後が最も安全 ……… 54
4 インスリンとSU薬による低血糖症はどちらが怖いのか？……… 55
5 具体的な低血糖症状 ……… 56
6 無自覚性低血糖の怖さ ……… 58
7 シックデー ……… 59
8 低血糖への対処方法 ……… 59

第III編 炎症でつながる歯周病と糖尿病

第1章 症例から学ぶ歯周病と糖尿病の深いかかわり

1 歯周病と糖尿病は炎症を通してつながる ……… 62
2 歯周基本治療により味覚が回復し偏食も改善された ……… 65

保健指導のカンどころ！ **保健師**に知ってほしい**糖尿病**と**歯科**のこと

  3 歯科の常識と智慧を医科の栄養指導へと還元する ……… 65
  4 健康な味覚と咀嚼は健康な口腔に宿る ……… 67
  5 医科歯科と患者の間に共通言語を ……… 67

第**2**章 歯周病と糖尿病は慢性微小炎症がつなぐ

  1 歯周治療は糖尿病を改善するのか？ ……… 69
  2 歯周治療は炎症の消退を通して糖尿病を改善する ……… 70

第**3**章 「歯周炎分類2018」が語る新しき歯科医療の姿

  1 19年ぶりに改定された歯周炎分類 ……… 72
  2 なぜ歯周炎分類が"全身"に言及するようになったのか？ ……… 73
  3 口腔の向こうに全身を見据える時代 ……… 74

第**Ⅳ**編 歯の喪失が寝たきりと早死をもたらす

  1 8020達成者率は本当に5割を超えたのか？ ……… 78
  2 8020データバンク調査が明らかにした日本人の口腔の真実 ……… 82
  3 咬合支持域と咀嚼能力 ……… 85
  4 なぜ日本人は歯を失い続けるのか？ ……… 91
  5 日本の歯科医師が明らかにした口腔と全身のかかわり ……… 92
  6 8020達成者の素晴らしき歯並び ……… 102

第**Ⅴ**編 慢性微小炎症の恐ろしさ

  1 ぎんさんの若々しい血管が私たちに教えてくれること ……… 106
  2 百寿者研究が明らかにした健康長寿の決め手は"炎症" ……… 108
  3 久山町研究が明らかにした微小炎症の恐ろしさ ……… 109
  4 ドイツの出生コホート研究が明らかにした歯肉炎の恐ろしさ ……… 111
  5 百寿者研究，久山町研究，出生コホート研究は語る ……… 114

CONTENTS

第VI編 特定健診が意味するもの

第1章 糖尿病の未病段階：前糖尿病

1 糖尿病診断の限界 ……… 116
2 未病という捉え方 ……… 117
3 糖尿病診断のための"閾値"はどこから生まれたのか？ ……… 118
4 糖尿病の未病段階は"前糖尿病" ……… 119
5 久山町研究が明らかにした日本人の前糖尿病状態 ……… 120
6 日本糖尿病学会が定める境界型の問題 ……… 122
7 HbA1c 5.5%から脳心血管疾患は増え始める ……… 123

第2章 早期糖代謝異常：妊娠糖尿病

1 HAPOスタディが明らかにした早期糖代謝異常の恐ろしさ ……… 125
2 妊娠糖尿病の診断基準 ……… 127
3 日本における妊娠糖尿病の実態 ……… 128
4 歯周病が妊娠糖尿病を誘発する？ ……… 128
5 糖代謝異常がわかれば特定健診の意義がみえてくる ……… 131

第VII編 医療面接で保健指導は生まれ変わる

1 医療面接とは？ ……… 134
2 面接からインタビューへ ……… 134
3 医療はサイエンスとサービス ……… 134
4 医学生が最も苦手としたのは共感する力 ……… 135
5 感謝が共感力を育む ……… 136
6 共感を生み出すために必要な妥当化 ……… 137
7 共感を導く魔法の言葉 ……… 138
8 「晩ご飯は何時に食べられますか？」 ……… 138
9 遅い食事時間を応用した妥当化 ……… 139
10 「どなたとお住まいですか？」 ……… 140
11 心からの拍手と賞賛を ……… 140
12 ある歯科衛生士さんとの出会い ……… 142
13 幸せから倖せへ ……… 143

ix

＊本書は『糖尿病療養指導士に知ってほしい歯科のこと』（医歯薬出版，2018 年）と『内科医から伝えたい歯科医院に知ってほしい糖尿病のこと　その 2』（医歯薬出版，2019 年）から抜粋・改変し，新たに書き下ろしを加え再編しなおしました．

Design/はんぺんデザイン　Illustration/藤田泰実, 秋葉あきこ, 青木出版工房

第 **1** 編

目に浮かぶような
物語を

1 「伝える」と「伝わる」の違い

　検査結果や指導を伝えることは誰にでもできますが，はたしてその説明はしっかりと相手に伝わっているのかどうか？「伝える」と「伝わる」の違いは，小さなようにみえますが，両者の間には天と地ほどの差が存在しています（**図1-1**）．

　伝えるだけでは，馬耳東風(注1)．行動変容はおろか，記憶に残るかどうかすらわかりません．けれど，何か一言でも伝われば・・・．雨が草木に染み入るように，やがては相手の心が潤い，行動も変わり始めるはずです．

　それではどうすれば，伝える説明から伝わる説明になるのでしょうか？筆者自身，医師になってから30年以上，この課題に毎日取り組んできました．そして，数えきれないほどの失敗を重ねながら辿り着いた境地が，「目に浮かぶような説明」だったのです．

　筆者は日頃の外来や講演活動において，**患者さんや聴衆に向けて「目に浮かぶように」お話する**ことを常に心がけています．おかげさまで，患者さんや同伴されたご家族，市民公開講座聴講者の皆さまからは，いつも「わかりやすい！」とありがたい評価をいただいています．

　本編では知識の解説に入る前に，筆者自身の失敗と修練を通して見えてきた，目に浮かぶ物語の構築に必要なものをご紹介しましょう．

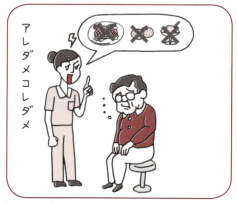 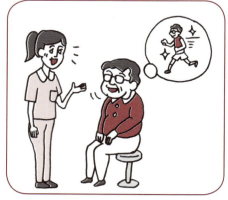

図1-1　伝える vs 伝わる
「伝える指導」は誰でもできるが，「伝わる指導」は誰にでもできることではない．

2 「人の心がわかる心」を教養という

　養老孟司先生の恩師は，常日頃から「**人の心がわかる心を教養という**」と説いていたそ

注1：馬耳東風．人の意見や批評などを，心に留めずに聞き流すこと．（広辞苑）

うです[1]．筆者はこの話を目にした時，まさしく私達の外来と同じであると思いました．知識の広さが，教養を決めるのではありません．患者さんの気持ちがわからぬ医療従事者は，往々にして外来や病棟においてトラブルを起こします．これは，保健指導の現場においても同じことでしょう．

私達医療従事者は，どうすれば相手の心がわかるようになるのか？このためには，先程の話と相反するようですが「本物の知識＝智慧」が必要になると，筆者は考えています．

3 知識と智慧の違い

古代ユダヤ人は，知識と智慧を厳密に区別していました[2]．彼らは，「知識は本に書かれた文言にすぎない」が，**智慧は生活に役立つもの**と捉えていたのです．比喩上手のユダヤ人は，知識を暗がりの書庫に安置された書籍，そして智慧を明るい灯明に例えています．真っ暗闇の中では，いくら貴重な書籍が並んでいても読むことはできません．灯明が手元にあって初めて，知識を読み取ることができる．このようにユダヤ人は，智慧を灯明に例え，知識よりも重要視していたのです（**図1-2**）．

4 「本物の知識」は相手を幸せにする

筆者はユダヤ人の教えを自分なりに咀嚼したうえで，智慧を「本物の知識」と言い換えています．もちろん，市販されている書籍に嘘の知識が書かれているわけではありませんが，その多くは単なる知識，暗い書庫に置かれた書籍にすぎないのです．これに対して，

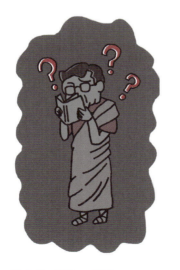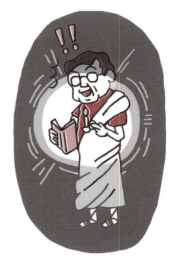

図1-2　知識 vs 智慧
暗闇の中の「知識」だけでは机上の空論に陥ってしまう．知識を明るく照らし出す「智慧」こそが人々の役に立つ．

本物の知識は「人々の役に立つ」ことができます．言い換えれば，「国民を幸せに導く」ことができるのです．

例えば，糖尿病に関連する書籍は日本国内だけでも，今や膨大な数にのぼりますが，そのうちの10冊を読み抜いたとして，目の前の患者さんを幸せにできるでしょうか？残念ながら，筆者はこれまで出会ってきた書籍から，幸せへの道のりを読み解くことはできませんでした．目に浮かぶような説明に必要な知識を得ることはできなかったのです（図1-3）．

単なる知識　　　　　　　　　本物の知識

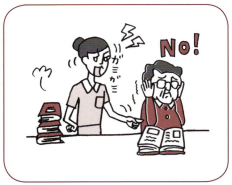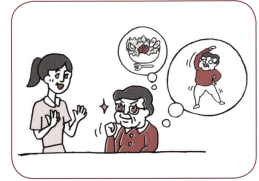

図1-3　単なる知識 vs 本物の知識
単なる知識に基づく指導は拒絶へと向かい2回目の受診は望み薄である．これに対して本物の知識に基づく指導は相手に勇気を与え行動変容へとつながる．

5　本物の知識がなければ「相手の気持ち」はわからない

例えば，"インスリン依存状態にある1型糖尿病"の患者さんが，保健指導に来室されたとしましょう．患者さんは，毎日4回以上，インスリン注射を実施されていますが，皆さまはこの方が，日々持たれている気持ちを想像できるでしょうか？

後でも述べる通り，インスリン依存状態とは，インスリン注射が生命維持のために必要な状態です．膵臓からのインスリン分泌がほぼ完全に絶たれているため，その全てを自分の手で補わなければなりません．

食べすぎるから，インスリンを打っているわけではないのです．インスリンを打たなければあっという間に高血糖を来し，命の危険にさらされてしまいます．だから，一生打ち続けなければならないのです．患者さんに非は一切ありません．

そしてまた，インスリン依存状態にある方の特徴は，大きな血糖変動にあります．健常な膵臓が行っている神懸かりのインスリン調整を，人間が行うのですから，そこには当然限界が生じます．なかには，奇跡的な手技と努力で血糖値を一定範囲に留める患者さんもいらっしゃいますが，そのような症例は稀です．インスリン依存状態にある多くの患者さ

んは，血糖値の乱高下に悩み，インスリンが足りなければ高血糖，インスリンを少しでも打ちすぎれば低血糖を来しているのです．

なかでも，患者さんにとっては「高血糖よりも低血糖が一大事」です．一時的な高血糖で命に関わることはありませんが，重症の低血糖を起こせば直ちに昏睡状態に陥り，そのまま放置すれば死が待っているからです．このために，患者さんは毎日「明日の朝，目が醒めるかしら？」と，夜に打つインスリン製剤を決死の思いで握りしめながら，皮下注射されているのです…．

このような患者さんの姿は，本物の知識がなければ，決して思い計ることができません．そして，相手が抱いている日々の思いや姿が目に浮かぶようになれば，保健指導の際にかける言葉は，自然に変わってくることでしょう．

例えば，患者さんの定期検診のHbA1cが7.0％であったとしましょう．インスリン依存状態や1型糖尿病を理解していない方は，「7.0％，まだちょっと高いですね．最近，果物など食べすぎていませんか？」と，相手を責める言葉を使ってしまいます．けれども本物の知識が身についていれば，「〇〇さんは，確か1型糖尿病でインスリンがほとんど出ていないのでしたね．そのような方が7.0％だなんて，凄いことですよ！最近，低血糖は起きていませんか？」と，優しく寄り添う言葉掛けができるはずです（図1-4）．

はたして患者さんは，どちらの保健指導をまた受けたいと思うでしょうか？

本書では，学校やテキストで言葉としては習うけれど，まだ身についていない知識，臨

知識のない言葉掛け　　　　　　　知識に基づいた言葉掛け

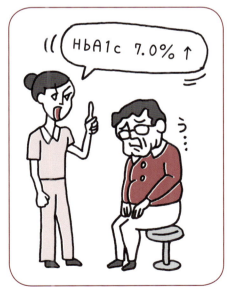 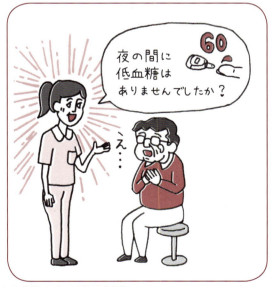

図1-4　知識のない言葉掛け vs 知識に基づいた言葉掛け（1型糖尿病編）
1型糖尿病とインスリン依存状態という言葉が，単なる知識で終わっているのか，それとも本物の知識として備わっているかにより，指導者の言葉掛けは様変わりする．

床の場において最も大切になる知識，相手に寄り添うことができる知識に，一般人だけでなく医療従事者の目にも浮かぶような工夫を施し，わかりやすくまとめました．

6 「口腔の知識」がなければ軟食の理由はわからない

　これからの時代，保健指導者は医学（全身）だけでなく，歯学（口腔）に関する本物の知識も求められるようになります．
　例えば，内科に定期通院し，服薬治療はされているものの，HbA1cが10％前後で推移している方がいらっしゃったとします．指導でお話を伺うと，日頃よく食べているものは，果物，ヨーグルト，麺類，菓子パンなど軟らかいものばかりです．
　このような症例を目の前にした時，皆さんはどのように声をかけられるでしょうか？もしも「○○さんが食べているものは，すべて血糖値が上がるものばかりです．どうして，バランスよく食べることができないんですか？こんな食事を続けていると，いくら高い薬を飲んでも，血糖値は決してよくなりませんよ！」という叱責に近いものであれば，患者さんはもはや返す言葉がありません．
　しかし，口腔に関する本物の知識があれば，声掛けの内容は次のように変わってきます．「○○さんは，いつも軟らかいものばかり，食べておられるようですが，お口の状態はいかがですか？咬み合わせが悪かったり，入れ歯が合わなかったりすると，どうしても食事の内容が軟らかいものに偏ってしまうんです」そうすると，患者さんは我が意を得たりと「いや実はですね，今はめている入れ歯なんですが，全然合わなくて…食事の度にパカパカ落ちてくるんです．しかも，かむと歯ぐきが痛むので，食事の時は外しているんです…」と語り始めるのです（**図 1-5**）．
　軟食の背景には，義歯不適合（義歯が合っていない）という，きちんとした理由があっ

　　知識のない言葉掛け　　　　　　　知識に基づいた言葉掛け

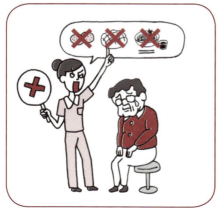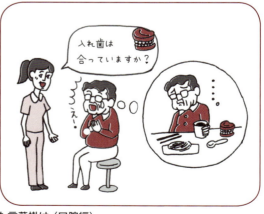

図 1-5　知識のない言葉掛け vs 知識に基づいた言葉掛け（口腔編）
義歯不適合に関する本物の知識があるかないかで，相手に寄り添えるかどうかが決まる．

たわけです．入れ歯を外して食事をすれば，当然のことながら咀嚼機能は落ちるので，「歯ぐきでかめるほど軟らかい食事」を食べざるを得ません．しかし，この**言われてみればあたりまえの事実は，指導者側に"義歯不適合による軟食化"という知識がなければ，決して思いつくことはないでしょう．**

　口腔の状態は，食事内容だけでなく，糖尿病や全身疾患，転倒骨折，果ては命にまで関わることが，数々の学術研究から明らかになっています．本書には令和時代の保健指導者が知っておくべき，口腔に関する本物の知識を網羅しました．

7　厳しい指導の裏側で去って行く人々

　ここで，日本の糖尿病診療に存在する暗部についてみてみましょう．日本糖尿病学会が発行する『糖尿病治療ガイド』には次のような一節が掲載されています[3]．

> 糖尿病は治癒する病気ではないので，決して通院（受診）を中断しないよう指導する．

　糖尿病が治癒する病気ではないこと，すなわち不治の病であることが，明記されています．さらには「**糖尿病は治る病気ではないのだから，生涯にわたり通院するように指導しなさい**」とまで書かれています．驚くほど強い文言ですが，日本糖尿病学会がここまで強く通院継続を訴えなければならない背景には，悲しい現実があるのです．

　図1-6は，糖尿病を指摘された人の治療状況を20代〜70歳以上の年代別に解析したものです．各ヒストグラムの上段が未治療，中段が治療中断，下段が治療中ですが，とくに若い世代での未治療と治療中断者が目立ちます．**20〜40代でみると，半数以上が糖尿病の治療を受けていないのです．**

　なかでも筆者が注目した点は，"治療を中断した人々"の存在です．その比率は，40代

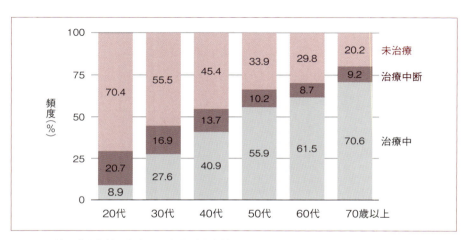

図1-6　糖尿病を指摘された人の年代別治療状況　　　　　　　　　　　　　　（文献4より改変）

で14%，30代で17%，20代では21%にも達します．20〜40代といえば，日本を支える大切な働き手ですが，この若さで糖尿病を放置してしまえば，将来は心配です．

　何度かは医療機関を受診しながら，なぜこの人達は途中で通院を中断してしまったのでしょうか？時間的な問題，経済的な問題，その理由はさまざまでしょうが，筆者は「途中で心が折れてしまった」ことが最大の原因ではないかと考えています．そして，この心が折れるきっかけの多くは，医療従事者が不用意に投げかける「指導という名の叱責と恫喝」ではないかと思うのです．

　白状すれば，筆者自身もその昔は，このような外来を行っていました．**自分は優しい口調で伝えているつもりでも，その言葉は患者さんの耳に，厳しい叱責や恫喝として聞こえている**のです．そして，心を痛め，嫌気が差した人達は，主治医が気づかない間に外来から消えていました．

8　心に貯金をして帰す

　岡崎好秀先生（モンゴル健康科学大学客員教授）という，小児歯科がご専門の歯科医師がいらっしゃるのですが，先生の名刺には診療哲学として「心に貯金をして帰す」という言葉が刻まれています（図1-7）．

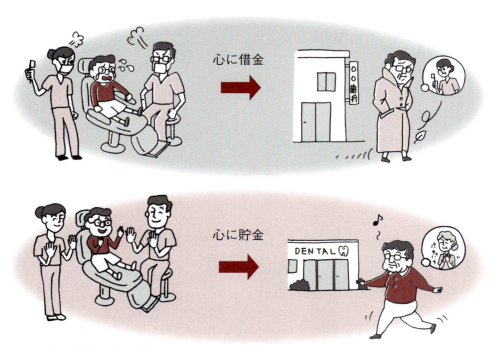

図1-7　心に借金 vs 心に貯金
小児歯科で生まれた診療哲学は普遍的である．心に生みつけられた借金は患者の足を遠ざける．
逆に，心への貯金は積極的な受診へとつながる．

岡崎先生は次のようにおっしゃいます．

「歯科外来で処置後に子どもを泣かせたまま帰してしまうと，その子は歯科が嫌いになり，将来歯医者さんに通わない大人になってしまいます．これを子どもの心に借金を重ねるといいます．たとえ治療の途中で泣くことはあっても，外来の最後には"○○君，今日はよ～く頑張ったね！バイキンマンは飛んでいったよ．これからは毎日しっかり歯磨きして，今度もまたピカピカのお口で来てね．先生，楽しみに待ってるよ！"と褒め称え，握手し，笑顔で帰ってもらわなければなりません．これを私は心に貯金をして帰すとよぶのです」

筆者は初めてこの診療哲学を見た時，大いに反省しました．まさに自分の糖尿病外来が，患者さんの心に借金を重ねていたからです．岡崎先生の診療哲学に出会ってからというもの，筆者は糖尿病外来を"心に借金から心に貯金"へと生まれ変わらせるべく，日々努力をしています．その過程で見出した具体的な方法が，目に浮かぶ物語なのです．

9 人の心を動かすものは物語

筆者は，毎週末になると講演活動で全国を回っていますが，昔の講演内容は今思い出しても恥ずかしくなるほど，自分勝手でわかりにくいものでした．

研究生活が長かったものですから，最初の頃は論文を多用し，自分が大切と考える事実や結果ばかりを解説していたのです．けれども，こちらが汗だくになりながら講演しても，聴衆の反応は今ひとつどころか，今ふたつ・・・．ほとんど手応えがありません．それはなぜなのか？

山ほどの失敗を繰り返してわかってきたことは，「**人の心は正しいことやエビデンスでは動かない**」という事実です．

「血糖値が高いと合併症が起きるので，食事は腹八分，散歩は1日1時間以上しましょう」と語りかけたところで，一体どれだけの人々が真剣に耳を傾け，なおかつ実践してくれるでしょうか？ほとんど期待薄ですよね．

私達医療従事者は，医学に基づき正しい行動を相手に求めがちですが，それは往々にして「○○しなければなりません」という**医学的強要**，「なぜできないんですか？！」という**医学的叱責**，そして「このままでは死にますよ！」という**医学的恫喝**に陥りがちです．これは指導ではなく，もはや"メディカル・ハラスメント"といえるでしょう．

そこで筆者が切り替えた方法は，**外来や講演を"説明"と考えるのではなく，"物語"として捉えるという手法**です．その昔，母親が絵本を読み聞かせてくれたように，患者さんや聴衆に向かって「物語を優しく語りかける」のです．

講演会を観察していると，聴衆の反応はおよそ2つにわかれます．1つは，演者が医学に基づいた解説に陥り，聴衆は無反応もしくは眠りこけている講演．もう1つは，演者

の魅力的な話に引き込まれ，聴衆が身を乗り出すようにして聴き入る講演．

　前者は説明であり，聴衆には"お経"にしか聞こえません．後者は物語であるからこそ，聴衆は興味をもって"次はどうなるの？"と聴き入るのです（図1-8）．

解説　　　　　　　　　　　　　　物語

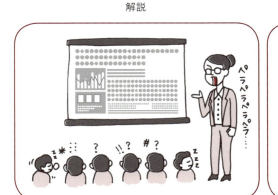 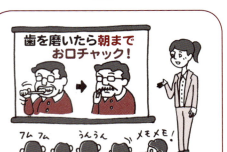

図1-8　解説 vs 物語
講演会や結果説明会の演者は「解説派」と「物語派」にわかれる．聴衆はどちらの話をまた聴きたいと思うだろうか？

10　学問の力を借りて物語に意外性を吹き込む

　筆者は講演前や執筆前には，気が遠くなるほどの長い時間と手間暇をかけて，この物語を作り上げますが，内容面で最も気をつけている点は「意外性」です．

　例えば，桃太郎のお話を思い出してください．「むかしむかし，あるところにお爺さんとお婆さんが住んでいました…」．これはごくあたりまえの話であり，この調子で話を進めてしまうと，間違いなく子ども達は眠るか，遊びに行ってしまいます．

　ところが「お婆さんが川で洗濯をしていると，川上から見たこともないほど大きな桃が，どんぶらこ～，どんぶらこ～と流れてきました」と続くと，「え，それなになに？！」と子ども達の目が輝きはじめるのです．意外性が子どもの心を刺激したからです．

　昔話や絵本を注意深く観察すると，描かれる情景や言葉の中に，このような意外性が巧みに仕組まれています．

　皆さんが保健指導で相手にする方々は大人ですが，人生経験豊かな大人達を相手に，どうすれば意外性を感じてもらうことができるでしょうか？

　ここで役立つものが，学問の力なのです．私達が大学や専門課程で学んだ学問，そして論文中に登場する事実の中には，実は一般人の誰にでも通じる意外性が数多く含まれています．しかし，学問が生み出した大切な果実の味を国民はもちろん，医療従事者ですら知りません．

　メディアを見ればわかりますが，誰でも知っていることはニュースや記事にはなり得ま

せん．あたりまえで面白くないからです．しかし，**大切だけれど誰もが知らないことには，意外性が宿り，人々の"耳目を開く"**のです．仏教には"耳目開明"という言葉がありますが，まさにその通り．学問が明らかにした真実には，知らない人々の耳を開き，目を開眼させる力があるのです（**図1-9，10**）．

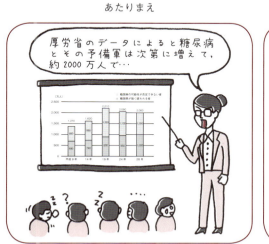
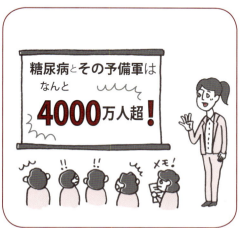

図1-9 あたりまえ vs 意外性
厚生労働省の発表データ（図1-10）は国民の誰もが知っており，あたりまえになっている．しかし，九州大学久山町研究（ヒサヤマ・スタディ）の結果は，ごく一部の医療従事者しか知らないため，意外性をもたらす．

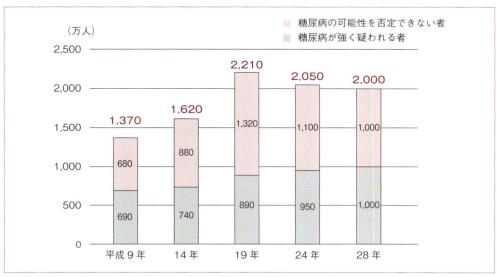

図1-10 糖尿病有病者推計人数の年次推移（文献5）

第 Ⅰ 編　目に浮かぶような物語を

11 前向きな言葉で寄り添いという余韻を残す

　筆者が外来，講演，執筆で大切にしているものは，もう1つあります．それは，患者さん，聴衆，読者の心に「**余韻を残す**」ということ．

　余韻を残すためには，「そのうち糖尿病になってしまいますよ！」という後ろ向きな言葉を投げ掛けてはなりません．明るい未来，幸せな未来を予感させる温もりをもった「**前向きの言葉**」でなければならないのです．

　加えて，自分の目の前にいる方は，どういう人で何を求めているのか？相手の立場や気持ちを 慮 り，「**生涯に寄り添う**」言葉を添えていきましょう．この時に役立つ学問が，最後の第Ⅶ編でご紹介する "医療面接" なのです．

　それでは続く第Ⅱ編から，長年かけて積み上げてきた，筆者が考える本物の知識を読者の皆さまにお届けします．糖尿病のことをどうやって，相手の目に浮かぶように伝えていくのか？なぜ，医療従事者も口腔のことを知っておかねばならないのか？これから登場する知識を系統だって学んでいただければ，保健指導の際に，次々と目に浮かぶ言葉が湧き上がってくることでしょう．

■ **参考文献**

1) 養老孟司：多頭の怪物の心がわかるか , まともな人. 中公新書 , 中央公論新社, 東京, 2003.
2) M. トケイヤー著／加瀬英明訳：日本には教育がない. 徳間書店 , 東京, 1976.
3) 日本糖尿病学会：糖尿病治療ガイド 2018-2019. 文光堂, 東京, 2018.
4) 厚生労働省：糖尿病を指摘された人の治療状況, 平成 24 年国民健康・栄養調査報告. 2014.
5) 厚生労働省：平成 28 年国民健康・栄養調査, 結果の概要. 2017.

第 **11** 編

目に浮かぶ
糖尿病の基礎知識

CHAPTER 01 糖尿病の歴史とインスリン

　筆者は，日頃から"あたりまえのことの裏側"で見落とされがちな真実を大切にしています．本編では，糖尿病の基本事項を新しい切り口から見直してみます．まずは糖尿病という名前そのものに着目してみましょう．文字どおりにとらえれば，「糖尿病は尿に糖が出る病気」となりますが，正しい定義はそうではありません．

　日本糖尿病学会は，糖尿病を「インスリン作用不足による慢性の高血糖状態を主徴とする代謝疾患群」と定義しています．この一文中で最も重要な部分は，"慢性の高血糖状態"，すなわち"高血糖が慢性的に続くこと"であり，尿糖への言及はありません．詳細は第2章で述べますが，糖尿病を診断する際に用いられる検査は，血糖値とグリコヘモグロビン（HbA1c）のみであり，尿糖は参考にすらされないのです．この謎解きから始めましょう．

1　糖尿病は数千年もの歴史をもった病気

　血圧が高いから高血圧症，コレステロール値が高いから高コレステロール血症とよばれるように，**本来は「高血糖症」とよばれるべき疾患**ですが，なぜ糖尿病とよばれているのでしょうか？

　その理由は，糖尿病の歴史にあります．人類の最も古い病気は，う蝕（むし歯）といわれていますが，糖尿病もそれに匹敵する古さをもっています．3500年前の『エーベルス・パピルス』（古代エジプトの医学書）には，糖尿病の典型症状の1つである多尿が記されています．これだけの長い歴史に敬意を表して，糖尿病という名前が残されているのでしょう．

　ちなみに，古代エジプトにおいては一人の医師が内科と歯科を兼任していたそうです．エジプトで発行された WHO の糖尿病記念切手（図2-1）には，右に『エーベルス・パピルス』，左に有史最古の医師である Dr. Hesy-Ra が登場しています．

　医科と歯科が分かれ，さらに各科専門領域ごとに細分化した現代において，一人の人間

Dr.にしだのカンどころ！

歴史ある病気

　「人間の一番古い病気はむし歯であり，糖尿病はそれに匹敵する3000年以上の歴史をもった病気なのですよ」

　高血圧症・高脂血症などとは異なり，糖尿病は生活習慣病の中で最も古い歴史をもった病気であることを伝えれば，人々の興味をひくことができるかもしれません．

CHAPTER 01　糖尿病の歴史とインスリン

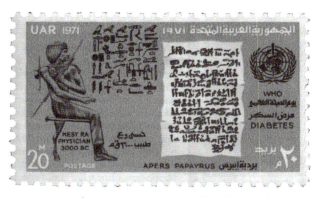

図 2-1　エジプトで発行された WHO の糖尿病記念切手
（左：Dr. Hesy-Ra の彫像，右：エーベルス・パピルス）
糖尿病は 3500 年前の古文書に登場していた．

が医科と歯科を修めることは不可能に近いでしょうが，Dr. Hesy-Ra の彫像は，"医科と歯科の双方が一人の患者を支え合うことの貴さ" を，私たちに教えてくれているのかもしれません．

2　「糖尿病（Diabetes Mellitus）」命名までの道のり

　糖尿病が『エーベルス・パピルス』に記載されてから 1000 年以上にわたり，この病気は無名のままでしたが（図 2-2），紀元前 2 世紀になりアレテウス（Areteus）(注1) が初めて "Diabetes" と名づけました．Diabetes とは，ギリシャ語で "サイフォン" を意味しています．多尿症状により，尿がとめどなく流れ出る様子をサイフォンの原理(注2)に例えたのでしょう（図 2-2）．

　Diabetes という命名から，さらに時を経た 17 世紀，ようやくトーマス・ウィリス（Thomas Willis）医師が，"Diabetes Mellitus" と名づけました（図 2-2）．Mellitus はラテン語に由来する言葉で，"蜂蜜のように甘い"(注3) ことを意味します．「蜜のように甘い尿が流れ続ける病気，それが糖尿病である」と医師が認知するまで，古代エジプトから実に 3000 年以上の歳月がかかったことになります．

注1：日本糖尿病協会は，毎年糖尿病診療に貢献した人を表彰していますが，その最高賞は「アレテウス賞」と名づけられています．ちなみに令和元年度のアレテウス賞は糖尿病領域の医科歯科連携への多大なる功績から，大阪府歯科医師会太田謙司会長に授与されました．
注2：サイフォンの原理を応用した製品の 1 つが，灯油の手動ポンプです．
注3：重度の糖尿病患者であっても，尿糖の甘さはスポーツ飲料を 2 倍に薄めた程度しかありません．昔は，砂糖は希少品であり，お菓子やジュースもありませんでしたから，当時の人たちは "蜜のように甘い" と感じたのでしょう．

第 II 編　目に浮かぶ糖尿病の基礎知識

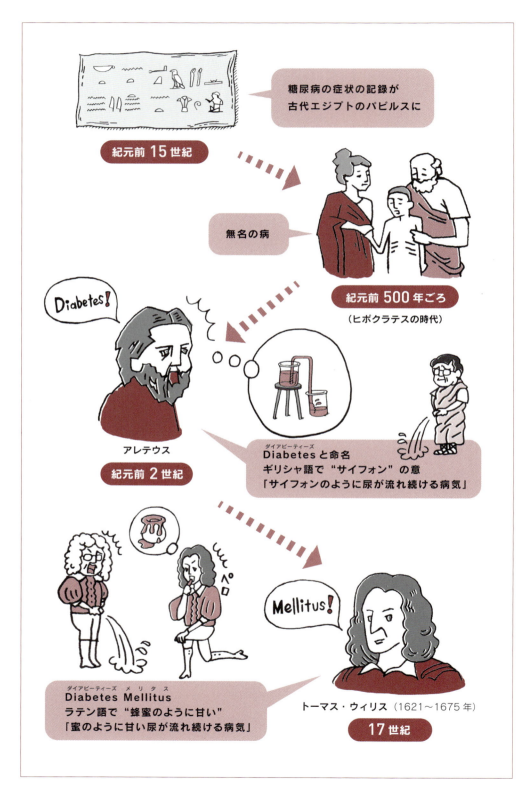

図 2-2　糖尿病（Diabetes Mellitus）命名の歴史

糖尿病の歴史とインスリン **CHAPTER 01**

Dr.にしだのカンどころ！

"蜜"のように甘い尿

「糖尿病という名前は，昔のお医者さんが"蜜のように甘いオシッコが流れ続ける病気"と名づけたことに由来するそうですよ」

具体的な甘さはスポーツドリンクを半分に薄めた程度であることをあわせて伝えると，人々の記憶に残ることでしょう．

3　なぜ尿糖は糖尿病の診断に使われないのか？

　それでは，なぜ尿糖は糖尿病の診断基準に含まれていないのでしょうか？その理由を理解するためには，"尿中ブドウ糖排泄閾値"を知っておく必要があります．

　腎臓の糸球体において，**ブドウ糖のような小分子はいったんすべて濾過された後，尿細管で再吸収**されます（**図2-3**：上段）．この再吸収には，ナトリウム・グルコース共役輸送体（Sodium GLucose co-Transporter：SGLT）とよばれるブドウ糖を汲み上げるポンプが使われるのですが(注1)，血液中に含まれるブドウ糖濃度があまりに高いとすべてを汲み上げることができず，残りが尿にあふれ出るようになります（**図2-3**：下段）．この尿糖があふれ出る際の血糖値を腎ブドウ糖排泄閾値（Rental threshold for glucose excretion）とよびます．

　ここで，水をたたえたバケツをイメージするとわかりやすいかもしれません（**図2-4**）．健常者の場合，ブドウ糖排泄閾値は160～180 mg/dLですから，血糖値の上昇が140 mg/dL程度までであれば，尿糖が陽性になることはありません．

　しかし，**高齢者や糖尿病患者では，ブドウ糖排泄閾値が上昇**しているため（200 mg/dL以上），血糖値が180 mg/dLと高値であっても尿糖が陽性にならないことがあります．また，腎性糖尿や，SGLT2阻害薬を内服している患者では，ブドウ糖排泄閾値が低下しているため，血糖値が140 mg/dL以下であっても，尿糖が陽性になります(注2)．

　このように，腎ブドウ糖排泄閾値は個人差・年齢差が大きいため，**尿糖は信頼できる糖尿病の検査指標にならない**のです．糖尿病の診断基準に尿糖が含まれていない理由は，ここにあります．

注1：SGLTポンプの動作を抑えることにより，体内の余分なブドウ糖を尿中に積極的に排泄させ，結果として血糖値を低下させる新しい治療薬がSGLT2阻害薬です．
注2：SGLT2阻害薬を内服すると，ブドウ糖排泄閾値は60～70 mg/dLまで低下し，正常血糖でも尿糖陽性となります．このため，SGLT2阻害薬内服中の患者の尿糖は，血糖値の高低にかかわらず常に強陽性を示します．

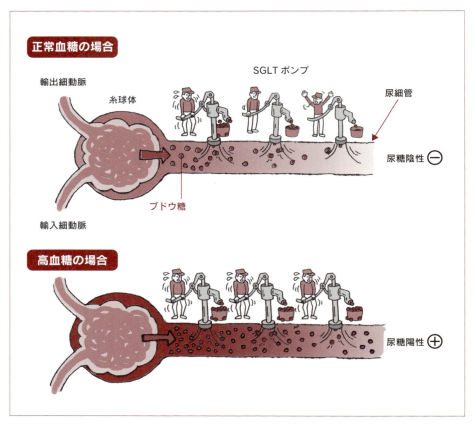

図 2-3 糸球体濾過後のブドウ糖再吸収
上段：正常血糖の場合はすべてのブドウ糖が再吸収され尿糖は陰性.
下段：高血糖の場合は再吸収しきれないため尿糖は陽性となる.

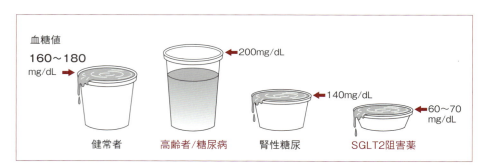

図 2-4 腎ブドウ糖排泄閾値の概念図
血中のブドウ糖濃度がある閾値を超えると，バケツの水があふれるように尿に糖が出てくる.

糖尿病の歴史とインスリン **01**

Dr.にしだのカンどころ！

尿糖は診断に使われない

「尿糖の出具合には個人差や年齢差があるから，診断には使われないのだそうですよ」

糖尿病の診断には血糖値しか使われず，尿糖は参考所見にすらならないことを伝えましょう．"尿糖が出たから糖尿病"，"尿糖は出ていないから糖尿病ではない"，このように勘違いされている人はたくさんいます．

4 インスリンの発見

　糖尿病の治療法は長い間，民間療法のようなものしか存在せず，暗黒時代が続いていましたが，インスリンの発見により飛躍的な進展を遂げます．

　1889年，犬の膵臓摘出実験を行っていたミンコフスキー（Minkowski）とメーリング（Mehring）は，奇妙なことに気づきました．手術後，犬が所構わず排尿するようになったのです．試しに犬の尿を舐めてみたミンコフスキーは，尿が甘いことに気づき，膵臓には糖尿病発症にかかわる物質が存在するのではないかと考えられるようになりました．

　その後，世界中の研究者が膵臓に含まれる未知の物質探索に取り組みましたが，30年以上にわたりその努力は叶いませんでした．しかし，1921年，外科医バンティング（Banting）は助手ベスト（Best）とともに，夏休み期間中の大学実験室を借りて行った実験により，犬の膵臓から抽出した物質が血糖値を下げることを初めて明らかにしました．これが，インスリンの発見です．

　20世紀初頭はまだ世界が貧しい時代でしたので，2型糖尿病患者はほとんど存在せず，小児1型糖尿病が患者の大部分を占めていました（1型糖尿病，2型糖尿病については，p.39参照）．当時は血糖降下薬もなく，唯一の医学的な治療法は"飢餓療法"でした．けれど，これとて延命手段に過ぎず，1型糖尿病患児の余命はわずかに数年．最後は母親の腕の中でミイラのようにやせ衰え，亡くなっていたのです[1]．

　そのような絶望的状況のなか，インスリン発見の報告は，瞬く間に世界を駆け巡ります．発見から1年も経たないうちに臨床治療が開始され，風前の灯にあった子どもたちの命は救われました[2]．

5 血糖値を下げる唯一のホルモン〜インスリン〜

　バンティングの活躍から，1世紀近い時が流れた21世紀．インスリン発見により，糖

19

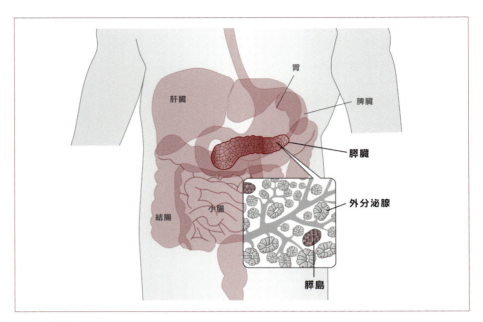

図 2-5　膵島
インスリンは膵島 1 g から作り出される．

尿病は撲滅できたかと思いきや，糖尿病患者やその予備軍があらゆる世代で激増する時代となってしまいました．一体なぜなのでしょうか？

　ミンコフスキーの時代は，膵臓のどこかに糖尿病にかかわる組織があることしかわかっていませんでしたが，その後の研究により，インスリンは"膵島"（図 2-5）とよばれる組織で作られていることが明らかになりました．膵島は，特殊な分泌細胞の集団から構成される，小さな島状の組織であり，膵臓の中に島のように点在しています．そのすべてを

Dr.にしだのカンどころ！

孤軍奮闘のインスリン

　「人間の体の中で血糖を下げるホルモンはインスリンただ1つなのです．例えば，会社で一人だけしかできない仕事があるとします．オーバーワークになり，徹夜の状態が続けば，その人は倒れて会社は立ち行かなくなってしまいますよね？　糖尿病も同じことなのですよ」
　血圧を例に挙げれば，血圧を上げるホルモン，下げるホルモンはそれぞれ多数存在しています．二重三重のバックアップ体制が敷かれているからです．血糖上昇に関しても同様です．しかし，なぜか血糖低下に関してはインスリンしかありません．このような，インスリンの"孤軍奮闘状態"を患者さんに伝え，"膵臓に対するいたわり"の気持ちを一緒に育むことが大切です．

集めても，わずか1gしかありませんが，膵島の中に存在するβ細胞が生命にかかわるインスリンを生産しているのです．

血糖値を上げるホルモンは，グルカゴン，アドレナリン，ステロイド，成長ホルモンなど多種類（インスリン拮抗ホルモン群）が存在するのですが，不思議なことに血糖を下げることに関してはインスリン，ただ1つしかありません（インスリンを分泌する細胞もβ細胞ただ1つ）．

その理由は不明ですが，人類は数万年以上前からの長い狩猟時代を通じて，飢餓を乗り越えてきたからではないかと思われます．常に空腹を抱えてきたご先祖様の体は，血糖を上げる必要はあっても，下げることに苦労はなかったのでしょう．

6　24時間社会で疲弊していく膵臓のβ細胞

こうして私たちの遺伝子には，数千年，数万年以上にわたる長い飢餓時代の経験が刻みこまれています．人類が飽食の時代を迎えたのは，ここ数十年の話ですが，このような急激な環境変化に遺伝子はただちに対応できません．結果として，インスリンの工場であるβ細胞は頼れる友もなく，血糖を下げるために日夜一人で働き続けているのです．

膵臓から分泌されるインスリンには，大きく基礎分泌と追加分泌があります（**図2-6**）．基礎分泌は1日中続く低いレベルの分泌であり，追加分泌は食事の際に一挙に放出される分泌です．昔は1日1回もなかった食事が，毎日3回とれるようになり，間食が増え，夜食が増え…と現代人の膵臓は休む暇がありません．

膵臓のβ細胞に過負荷がかかると，時間経過とともにインスリン分泌能力は低下していきます．糖尿病を発症する頃には，β細胞の力は健常者の1/2まで落ち込んでいるといわれています[3]（**図2-7**）[注1]．

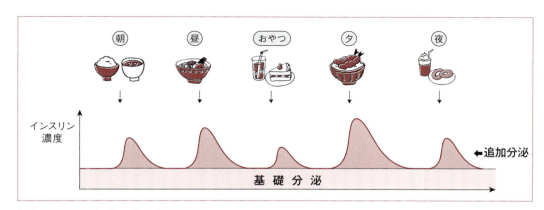

図2-6　血糖値とインスリン分泌の関係
現代人の膵臓は1日中休めない．

注1：膵臓β細胞機能の低下は食べ過ぎだけで起こるわけではありません．遺伝的背景により，肥満歴のない痩せ型の人でも起こります．

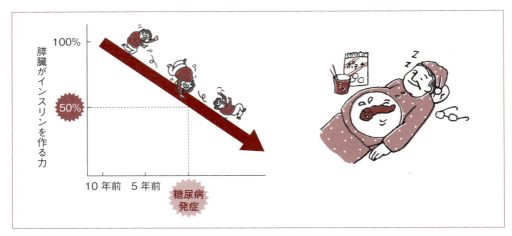

図 2-7　糖尿病発症に至るまでの経過　　　　　　　　　　　　　　　　　　　　（文献 3 より改変）
飲食は膵臓に多大な負担をかけ，β 細胞機能は徐々に低下していく．糖尿病を発症する頃には，インスリン分泌能力は半減している．

そうなると，何が起こるのでしょうか？　**生涯にわたる"食事制限"が必要になるのです**．糖尿病患者のインスリンを作る力は，元気な人の半分以下になるわけですから，食べる量も減らさなければなりません．糖尿病の食事療法では，エネルギー制限食 1,200 〜 1,400 kcal が処方されますが，これは **2 〜 3 歳児が食べる量に相当**します．

Dr.にしだのカンどころ！

治る病気ではないけれど…

　残念ながら糖尿病は"完治"する病気ではありません．ひとたび力を失った膵臓 β 細胞が元通りになることはないのです．このため，『糖尿病治療ガイド』には「糖尿病は治癒する病気ではないので決して通院を中断しないよう指導する」と明記されています．ここで，生涯にわたり糖尿病という呪縛から逃れることができない方の立場に立って考えてみましょう．私たち自身がその立場になれば，どのように感じるでしょうか？　それは「なぜ自分が…」という"不条理"でしょうし，「もうだめだ…」という"諦念"でもあるでしょう．けれど，糖尿病の裏側で"働き過ぎて疲れ切った膵臓"の姿が見えるとどうでしょうか．自暴自棄になった方に対して「○○さんの膵臓は疲れきって糖尿病になったのです．この事実は残念ながら変えることはできません．ショックに感じられることは当然でしょう．けれど，幸いなことに○○さんの膵臓にはまだ余力が十分残されているんです．これまでの生活を見直すことで，きっと体は元気になりますよ」と伝えることができるはずです．これこそが，医療面接が大切にする妥当化と共感に基づいた寄り添いなのです．

7 糖尿病は社会病

　糖尿病には"生活習慣病"という別名があります．筆者はこの言葉を目にするたびに「あなたの生活習慣が悪いから糖尿病になったのですよ」という，自己責任を追及する厳しい響きを感じるのです．

　現代社会は「飽食と 24 時間社会」，この 2 つの言葉に象徴されているように思います．大人も子供も，飽きるほどに食べ続け，ご先祖様達が常に抱えていた空腹感はどこへやら…．今や空腹は，ただちに解消しなければならない悪者になってしまいました．現代人の底なしの胃袋を満たすため，企業は新しい飲食品の開発にいそしみ，飛躍的に進化した流通網は大量の食品を全国津々浦々まで届け，地域では誘蛾灯のように明かりを灯したコンビニエンスストアやファストフード店が深夜遅くまで営業しています．

　「空腹を我慢し次の食事まで"待てない"」現代人の気質は，食生活だけでなくすべての面に現れます．インターネットで注文した商品は翌日に到着しなければならない．買い物をするデパートやスーパーは年中無休でなければならない．効率的に観光するためには夜行バスでなければならない…などなど．この果てしない欲望を叶えるため，私たちが暮らす社会はいつの間にか 24 時間化してしまいました．

　筆者の外来には，医療職，介護士，高速バス運転手，長距離トラック運転手，工場の生産ライン責任者などさまざまな職種の方がいらっしゃいますが，皆さんに共通しているものは 24 時間社会の弊害により，生活習慣が乱れきっているという事実です．

　深夜の仕事は過食やストレスによる血糖上昇を来し，糖尿病は容易に悪化します．けれ

Dr.にしだのカンどころ！

傾聴の場で活躍する"職業"

　筆者は職業について，可能な限り詳細にカルテに記載しています．例えば，長距離トラックの運転手さんが来院され，血糖が高値であったとします．その際，「血糖値が高いですけど，朝何か食べましたか？」と高圧的に尋ねるのか，それとも「今日は血糖値が少し高いようですが，昨日は運転が大変だったのですか？」と優しく尋ねるのか．前者であれば患者さんは，怒られるのが怖くて真実を話す気にもならないでしょう．けれど後者であれば「実は，今日は東京からの帰りで一睡もしてません．途中眠くて仕方がなかったから，眠気覚ましに飴を舐めたり，お菓子を食べ続けていたんです…」と語り始めるのです．医療面接では"傾聴"を大切にしますが，このためには相手の職業や家庭内の状況を前もって把握しておく必要があります．

第 II 編　目に浮かぶ糖尿病の基礎知識

ど，一体誰がこの人達を責めることができるでしょうか？　家族の生活を支えるため，そして国民の望みを叶えるため，体には悪いと知りつつも，日夜働き続けている患者さんの健気な姿から，私は「糖尿病は生活習慣病ではなく，社会が生み出す社会病」であることを学びとりました．

■ 参考文献

1) 二宮陸雄：インスリン物語. 医歯薬出版, 東京, 1996.
2) シア・クーパー / アーサー・アインスバーグ：ミラクル～エリザベス・ヒューズとインスリン発見の物語. 日経メディカル開発, 2013.
3) Lebovitz H, Insulin secretagogues, old and new, Diabetes Reviews, 7(3)：139, 1999.

CHAPTER 02 血糖値とカロリーを理解する

　糖尿病は"慢性の高血糖状態"が続く病気であるため，診断にあたっては血糖値の測定が必要になります．血糖値は，正確に表現すれば"血漿ブドウ糖濃度（plasma glucose）"であり，ある一定量の血漿中にブドウ糖がどれくらい含まれているかを示します．そして，ブドウ糖は全身の細胞にエネルギーを供給する源であり，そのエネルギー量はカロリー（cal）で表されます．

　本章では，血糖値とカロリーを目に浮かぶように説明するための勘所をご紹介します．

1　水のように薄い血糖値を実感する

　まず，血糖値の単位を正確に理解しておきましょう．血液中(注1)のブドウ糖濃度は，mg/dL という単位で表されます．分母の dL（デシリットル）は 1/10 L（リットル）ですから(注2)，mg/dL は 100 mL 中の血液に含まれるブドウ糖重量（mg）を示しています．

　計算しやすいように，100 mg/dL で考えてみると，これは血液 1 dL ＝ 100 mL 中にブドウ糖が 100 mg（0.1 g）溶けている場合の濃度を意味します．成人の血液量は体重の約 1/13 なので，52 kg の成人で約 4 L，すなわち 40 dL です．すると，0.1 g/dL×40 dL ＝ 4 g となり，循環している血液全体に含まれているブドウ糖は 4 g ということになります（図 2-8）．

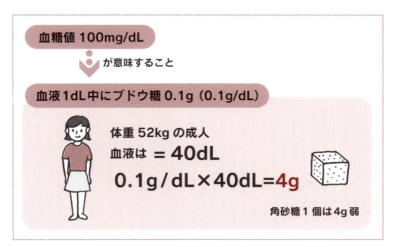

図 2-8　血糖値の単位 mg/dL が教えてくれること

注1：通常は，抗凝固剤入りの採血管を遠心分離して得られた"血漿"中のブドウ糖濃度が使われますが，ここでは説明を簡易にするため血液全体（全血）としています．赤血球中のブドウ糖は解糖系で逐次消費されていくため，ブドウ糖濃度は全血よりも血漿のほうが 10％前後高値になります．
注2：デシ（d）は 1/10 を意味する接頭辞．

角砂糖1個が4g前後なので，イメージ的にはペットボトル2本（4L）の中に，**角砂糖1個を溶かした状態が血糖値 100 mg/dL に相当**することになります（**図 2-9**）．角砂糖（ショ糖）はブドウ糖よりもはるかに甘みが強いのですが，それでも4Lに角砂糖1個を溶かしたところで，甘みは全く感じられません．**正常な血糖は「水のように薄い」**ことを記憶しておきましょう．

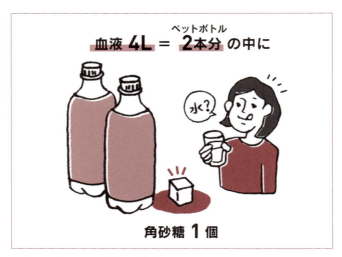

図 2-9　水のように薄い血糖値
4Lの血液中に含まれるブドウ糖は角砂糖1個少々である．

Dr.にしだのカンどころ！

単位の大切さ

　医学の世界では化学単位はきわめて重要な役割を演じていますが，昨今は受験戦争の弊害により，高校時代に化学を学ばぬまま入学してくる医学生も多々います．信じられないかもしれませんが「dLは何mLか？」という質問に即答できない医学生が実際にいるのです．けれど，輸液やインスリン投与時に単位が計算できなければ，即医療事故につながってしまいます．実際，入院中の患者さんにインスリンを過剰投与してしまう事故は，後を絶ちません．これは点滴の中にインスリンを混注する際に起きる事故ですが，インスリンの小瓶から注射器で移す際に，誤って10〜100倍量のインスリンを吸い上げてしまうことが原因です．インスリンの濃度は300 U/mL（1 mLあたり300単位）に統一されていますので，もしも1 mLを注射器で吸うとその中には300単位のインスリンが含まれていることになります．成人でも1日のインスリン投与量は多くて100単位程度ですから，その3倍を混注するとなると，かなり危険であることがわかります．医療のプロフェッショナルであるならば，単位を言葉のように読み書きできなければなりません．

私たちの祖先は，長きにわたる飢餓状態を乗り越えていくなかで，最新エコ自動車も顔負けの，超省エネモードを手に入れたのです．

2 角砂糖1個に秘められた熱エネルギー

人体の中でブドウ糖最大の消費者は脳ですが，私たちはこの角砂糖1個少々のエネルギーを使い，約1時間精神活動を行うことができます．なぜ角砂糖たった1個で1時間もの間，意識を保つことができるのでしょうか？

その昔，授業で習ったとおり，糖質は1gあたり4kcal（4,000 cal）の熱量を有しています（図2-10）．カロリー（cal）は熱量の単位ですが，その定義を思い出してみましょう．

1 calは水1g（1 mLとする）の温度を1℃上昇させる熱量でした[注1]．ブドウ糖4gは，4 g×4 kcal/g ＝ 16 kcal ＝ 16,000 calの熱量に相当しますが，具体的にはどれだけの熱に相当するのでしょうか？

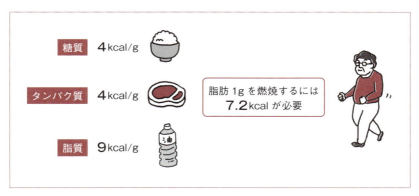

図2-10 記憶すべき熱量

Dr.にしだのカンどころ！

血液に流れるブドウ糖は角砂糖1つ分！

「今，○○さんの体の中を流れている血液中のブドウ糖を集めると角砂糖何個分になるかご存じですか？ なんと，たった1個なのですよ！」

体内の極薄の世界に対して，私たちの周りにはジュースやお菓子，果物など，砂糖や果糖にまみれた飲食物があふれています．「体の中と外とのアンバランスさ」に気づかせてあげることが，食生活改善の第一歩になります．

注1：厳密には温度により異なりますが，説明をわかりやすくするため，一定としています．

さまざまな説明方法があると思いますが，筆者はいつも室温20℃の水を沸騰させるために，1 mLあたり80 calが必要（100－20＝80）である事実を応用して説明しています．16,000 calを80 calで割ると200，**すなわち4 gの角砂糖は200 mL（コップ1杯弱）の水を沸騰させる熱量**を有していることになります．

庭や台所に置き忘れた角砂糖にアリが行列を作る理由は，天然には存在しない高エネルギー物質であることをアリが本能で感知するからでしょう．

3　"水を飲んでも太る"理由

糖尿病の食事療法で使用される食品交換表では，食べ物の熱量は80 kcalを1単位として取り扱います．例えば，ご飯半膳，食パン半切れ，ミカン2個が80 kcal＝1単位に相当します．

80 kcalを先程の方法で説明すると，80,000 cal÷80 cal＝1,000なので，1 Lもの水を沸騰させる熱量に相当することがわかります（図2-11）．

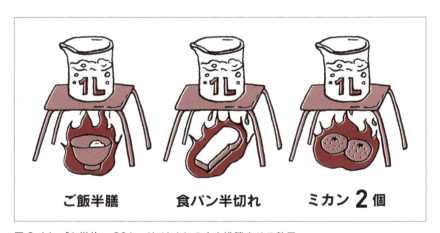

図2-11　「1単位＝80 kcal」は1 Lの水を沸騰させる熱量

ご飯半膳，食パン半切れ，ミカン2個，これらすべてが1 Lの水を沸騰させるだけの熱量を蓄えているとなると，いかに現代人がエネルギー過剰摂取に陥っているか，理解していただけるかと思います．

愛媛県では，毎年ミカンが美味しい季節になると血糖値と体重が上昇してくる傾向がありますが，その理由もここまでの知識があればわかります．

ミカンが好きな人は，毎食後に2個程度はペロリとたいらげますが，1日6個を食べると1日の摂取エネルギーは240 kcalに達します（80 kcal×3回）．毎日続ければ，1カ月で7,200 kcal．脂肪組織は1 gあたり7.2 kcalの脂肪を蓄えているので，毎日6個のミカン摂取は1カ月で1 kgの脂肪に姿を変えることがわかります（7,200÷7.2＝1,000）（図2-12）．

血糖値とカロリーを理解する 02

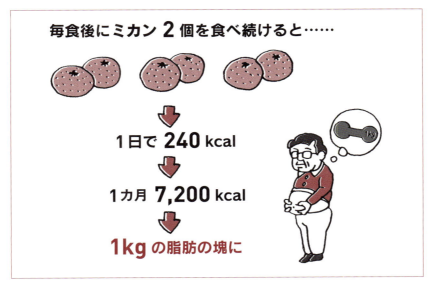

図2-12 毎食後に2個のミカンを食べ続けると1カ月で1kgの脂肪の塊に変化する

 Dr.にしだのカンどころ！

今の果物はジュースと一緒

　糖尿病外来では，中高年女性から「私は水を飲んでも太る体質なのよ」という言葉がときどき聞かれます．しかし，よくよくお話を聞いてみると「ミカンは体によいと聞いて，毎日6個は食べていたわ」という人が，結構いらっしゃるのです．こんな時は「今の果物はジュースと同じであり，連日の摂取は，いとも簡単に体重増加と血糖上昇につながってしまうのですよ」と，優しく教えてあげましょう．

4 殺人的高カロリーを含有する清涼飲料水

　現代社会には，甘い果物よりもはるかに危険なものが存在します．それは，清涼飲料水です．

　ソーダ系の炭酸飲料はもちろんのこと，缶コーヒー（砂糖入り），ミルクティー，スポーツ飲料，フルーツジュース，野菜ジュースなどは，すべて大量の単純糖質（ブドウ糖・果糖）を含んでいます（図2-13）．しかもこれらは液体として消化管に運ばれるので，体内への吸収も早く，膵臓をはじめとする内臓には莫大な負担がかかります．

　人々には，奇跡のような超省エネを実現した**人間本来の姿（血液中に角砂糖1個）**とともに，世の中にあふれる**殺人的高カロリー単純糖質**が，いかに私たちの体にとって不自然なものであるのかを"目に浮かぶように"上手に伝えていきましょう．

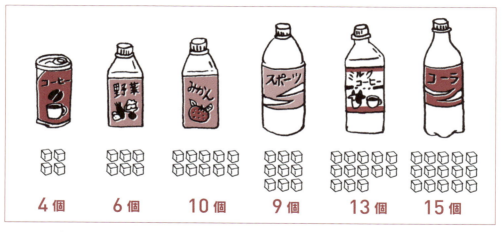

図2-13　清涼飲料水に含まれる単純糖質（角砂糖換算）

Dr.にしだのカンどころ！

破壊的なまでの糖の流入

　「角砂糖1個には，コップ1杯のお水を沸騰させるだけのエネルギーが含まれているんですよ．その元は，お日様の恵みをタップリと受け取った植物ですよね．しかも，最近の甘い飲み物には，角砂糖4～5個分以上が含まれています．これは1L以上のお鍋の水を沸騰させるだけのエネルギーに相当します．道理で太るわけですよね」

　大量の単純糖質が液体として体の中に一気に入ってくることが，いかに不健康なことか，言葉だけではなく，イメージとして伝わるように説明してあげましょう．

5 食後の経過時間に応じた血糖の正常値

糖尿病は空腹時血糖や随時血糖で診断されますが（第3章で詳述），健常成人の血糖値はどの程度なのでしょうか？

日本糖尿病学会が定める正常型は，空腹時血糖が109 mg/dL以下，かつ75 gOGTT（経口糖負荷試験）2時間値が139 mg/dL以下とされています．血糖値は空腹になれば下がり，食後には上昇するので，食後の時間数に応じた正常値を知りたいところです．

健常者の正常値については，伊藤千賀子先生が発表されたデータが役立ちます[1]（表2-1）．32,000人を超える健診受診者の血糖値を食事摂取時間に応じて，空腹時から食後5時間まで6群に分類し，各集団の"95％"が含まれる上限値がスクリーニング基準値として採用されています．

空腹時のスクリーニング基準値は110 mg/dLであり，この値は先程の正常型上限値（109 mg/dL）にほぼ相当することがわかります．注目していただきたいのは，食後2時間以降の値であり，すべて140 mg/dL未満に収まっています．以上より，「**空腹時で110 mg/dL以上，食後で140 mg/dL以上は警戒域**」であることを覚えておきましょう．

表2-1 食後の経過時間に応じた血糖のスクリーニング基準値[1]
対象は1996〜2000年までの老人保健法に基づく健診を受けた人のうち，健診受診時に尿糖が陰性で，糖尿病既往ありや糖尿病治療中の人を除いた32,187例で，健康と思われる人について食後の経過時間ごとに血糖値の平均値と95％が含まれる上限値が検討された．

食後の経過時間	対象者数（人）	血糖値（mg/dL）平均値 ± 標準偏差	スクリーニング基準値（mg/dL）
空腹時	19,513	91.6±12.6	**110**
1時間まで	5,372	109.9±28.2	**155**
2時間まで	9,894	100.4±21.8	**135**
3時間まで	10,351	93.5±15.8	**120**
4時間まで	5,105	90.5±13.0	**115**
5時間まで	1,465	91.0±11.9	**115**
全体の食後血糖値	32,187	97.8±20.9	**140**

Dr.にしだのカンどころ！

己の血糖値を知り比較する

表2-1があれば，血糖値が「平均値なのか，それとも危険な状態にあるのか」を的確に説明できるようになります．ほとんどの人は，"自分は正常"と考えていますが，実は平均値を超える人は半数以上存在するため，"己の血糖値を知る"ことが，糖尿病予防への第一歩なのです．

6 真の健常者は血糖一直線！

表 2-1 に記載されていた，食後経過時間に応じた血糖値の平均をグラフ化したものが，図 2-14 です．

平均値をみると，食後 1 時間でも 110 mg/dL であり，空腹時から食後 5 時間まで 100 mg/dL を中心に変動はわずかであることがわかります．

健常者の血糖変動については，CGMS（Continuous Glucose Monitoring System：持続血糖モニターシステム）で詳細に解析した報告があります[2]．中国での研究ですが，434 名の健常者にモニターを装着し，24 時間の血糖変動を測定したものです（図 2-15）．

平均値については，図 2-14 とほぼ同程度の変動がみられていますが（100 mg/dL から 110 mg/dL），下位 5％タイルの集団は，血糖値が 75 mg/dL 前後で"ほぼ一直線"を示している点に着目してください．逆に上位 95％タイルの集団では，毎食後に血糖値が 150 mg/dL 近くまで急上昇しています．

このように，一口に"健常者"といっても，精密に分析すれば糖尿病を目前に控えた人々（上位 95％タイル）から，真の正常者（下位 5％タイル）まで，さまざまな集団が含まれていることがわかります．

世の中にあふれている糖尿病のテキストやインターネット上の情報では，健常者でも食後血糖が 140 mg/dL 近くまで上昇するように書かれていることが多いのですが，それは図 2-15 に示されている上位 95％タイル，すなわち"糖尿病に間近の集団"であることを意味しています．

真に健康な人は「何を食べようが，何を飲もうが，血糖値は一直線」であることを理解しておきましょう．

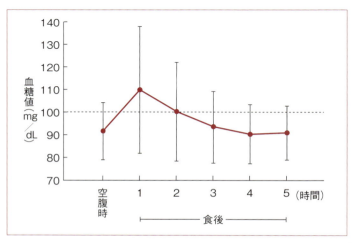

図 2-14　尿糖陰性かつ糖尿病の既往を認めない集団の食後時間別血糖値[1]
表 2-1 の平均値と標準偏差のみをグラフ化した．100 mg/dL を中心にして，上下の変動は 10 mg/dL 以内に収まっている点に注目．

血糖値とカロリーを理解する

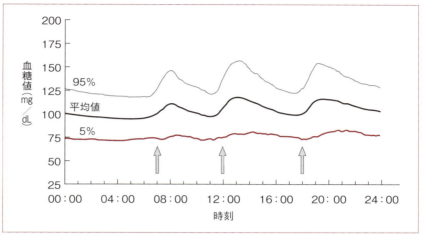

図 2-15　健常者 434 名の 24 時間血糖変動[2]
（95％：上位 95％タイル，5％：下位 5％タイル，矢印は食事摂取時間）

Dr.にしだのカンどころ！

血糖値スパイク?!

　2016 年，ある放送局が"血糖値スパイク"をテーマにした番組を放映しました．この中で，健常者のパターンとして，食後に血糖値が 130 mg/dL 近くまで上昇するグラフが紹介されています．この健常者とは，大学病院に勤務する若い研修医だったのではないかと筆者は想像しています．研修医は休みなく不規則な生活を送っており，食生活も乱れている場合がほとんどです．本来 20 代であれば血糖値は図 2-15 の最下段のグラフのように一直線であるはずですが，不健康な生活を送っていれば膵臓は疲弊し，小さな血糖値スパイクが出現するようになるのです．

　読者の皆さまも決して他人ごとではありません．自分のこととしてとらえましょう．ちなみに，かく言う筆者も昔の不摂生が祟り，食後には小さな血糖値スパイクを認めます．

■ 参考文献

1) 伊藤千賀子：血糖値（空腹時 /75 gOGTT/ 随時）と HbA1c, 糖尿病診療 2010. S41-44, 日本医師会, 2010.
2) Zhou J et al., Reference values for continuous glucose monitoring in Chinese subjects, Diabetes Care, 32 (72)：1188-93, 2009.

CHAPTER 03 糖尿病の診断と分類

　基礎知識が固まったところで，糖尿病の診断方法と分類について再確認しておきましょう．この2つを正しく知ることは，保健指導の説明に役立つだけではなく，皆さま自身とご家族の未来を守ることにもつながります．

1　まずは糖尿病型の判定から

　日本糖尿病学会は，糖尿病の診断にあたり次のようなフローチャートを作成しています[1]（図2-16）．

　糖尿病専門医がみても，頭がクラクラしてくるほど難解な内容になっていますが，その中身はいたってシンプルですので，順を追って紐解いていきましょう．

　まず，糖尿病の定義は「インスリン作用不足による慢性の高血糖状態を主徴とする代謝疾患群」でした（第1章）．この中で，**"慢性の高血糖状態を証明"** することがポイントになります．1回だけ血糖値が高くてもダメなのです．高血糖が持続していることを証明しなければなりません．

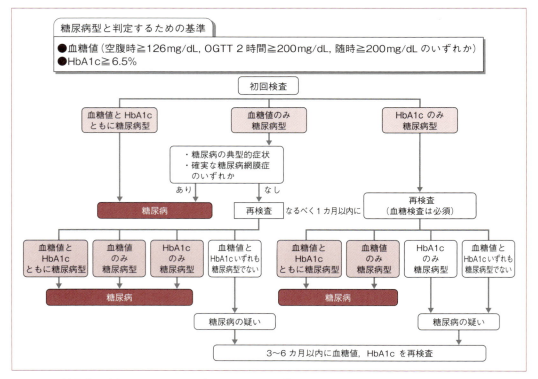

図2-16　糖尿病の診断フローチャート（日本糖尿病学会）[1]

このため，1回だけ高血糖が認められた場合は"糖尿病型と判定"され，2回以上にわたり高血糖が証明された時に初めて"糖尿病と診断"されます．型と病，判定と診断の違いに留意してください（**図 2-17**）．

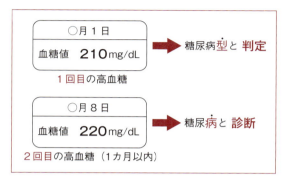

図 2-17　糖尿病型の判定と糖尿病の診断

次に，高血糖の程度ですが，「採血の条件に応じた"3 種類の高血糖"とグリコヘモグロビン（HbA1c）」による基準値が存在します．

(1) 空腹時血糖値（絶食時血糖値）が 126 mg/dL 以上
(2) 経口糖負荷試験 2 時間値が 200 mg/dL 以上
(3) 飲食に関係なく任意の採血時の血糖値（随時血糖値）が 200 mg/dL 以上
(4) HbA1c が 6.5% 以上

それぞれについて詳しく説明します．

1　空腹時血糖値

空腹時血糖は，英語では"Fasting Plasma Glucose（FPG：絶食時血漿ブドウ糖濃度）"とよばれています．ファスティングは最近日本でも認知されるようになりましたが，本来は"絶食"を意味する言葉です．10 時間以上の絶食状態で採血された血糖値が 126 mg/dL 以上の時，糖尿病型と判定されます．

2　経口糖負荷試験 2 時間値

血糖値は食事の影響を強く受けます．食事内容と食後の経過時間により血糖値は大きく変化するために，正確に判定・診断するためには"経口ブドウ糖負荷試験（OGTT：Oral Glucose Tolerance Test）"という検査が実施されます．一定量のブドウ糖を経口摂取し，経時的な血糖変化を評価する検査方法です．75 g 相当のブドウ糖を摂取して 2 時間後に採血された血糖値が 200 mg/dL 以上の時，糖尿病型と判定します．

Dr.にしだのカンどころ！

絶食時血糖値

『糖尿病治療ガイド』をはじめとして，日本では"空腹時血糖値"という呼称が一般的ですが，筆者はあえて"絶食時血糖値"を使用するようにしています．なぜなら，多くの人は空腹時を文字どおりに「お腹が空いた状態」と解釈しており，昼食や夕食を抜いた状態を空腹時と勘違いしているからです．この誤解は，一般人だけでなく医療従事者でも見受けられます．正確な理解のためには，正確な言葉遣いが求められます．ぜひとも保健指導の際には，正確な言葉をかけてあげてください．

3 随時血糖値

食事や間食，ジュース摂取の有無に関係なく，**随時で採血した血糖値が 200 mg/dL 以上**の時，糖尿病型と判定されます．

4 グリコヘモグロビン（HbA1c）

糖尿病型の判定には，血糖値に加えてもう1つの検査が存在します．グリコヘモグロビン（HbA1c）とよばれる検査で，これは**過去1～2カ月の血糖推移を表す"長期の物差し"**です．車の速度に例えれば，その瞬間のスピードが血糖値であり，平均時速がHbA1cになります．

Dr.にしだのカンどころ！

胸焼けがするほど甘いジュース

経口ブドウ糖負荷試験は，75gブドウ糖相当のデンプン分解物が含まれた，ラムネよりも甘い炭酸ジュースを飲んで行われます．あまりに甘く，飲んでいる途中で気分が悪くなる人もいるため，当院では必ず水を添えてお出しするようにしています（まさに"チェーサー"ですね）．

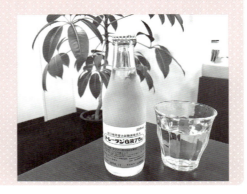

CHAPTER 03 糖尿病の診断と分類

Dr.にしだの カンどころ！

朝食抜きで採血？

　昔の外来では，糖尿病患者さんに対して"朝食抜きで来院"するように指示する病院が多かったのですが，HbA1cは前日および当日の食事の影響を受けないため，患者さんは来院時に朝食を我慢する必要がなくなりました（いまだに毎回朝食抜きを指示する病院もあるようですが…）．とくに高齢者の場合，"朝食抜き"の強要は相当な負担になるとともに，治療中の場合は低血糖の原因にもなるため，必要時以外は配慮が必要でしょう．

　グリコヘモグロビンとは，血液中で酸素を運ぶヘモグロビンが糖化された産物であり，全体に占める割合（％）で慢性の高血糖状態を示します．赤血球の寿命（最後は脾臓で分解される）が数カ月のため，過去1～2カ月の平均血糖を表すのです．**HbA1cが6.5%以上**の時，糖尿病型と判定されます．

　なお，貧血の場合（女性，高齢者，慢性腎不全患者など）HbA1cは見かけ上の低値を示すことがありますので，注意が必要です．

　最後に，糖尿病型と判定される際の血糖値とHbA1c値の設定根拠ですが，これは**「糖尿病網膜症の発症頻度」に基づいて決定**されています（p.118参照）．絶食時血糖値126 mg/dL以上，糖負荷試験2時間値200 mg/dL以上，随時血糖200 mg/dL以上，HbA1c 6.5%以上，いずれかの時，糖尿病患者のみで認められる網膜症の発症が急激に増えることから，これらの値が設定されているのです．

2　慢性の高血糖を証明せよ！

　最初に糖尿病型と判定した後，およそ1カ月以内に再度糖尿病型と判定できれば，その時初めて糖尿病と診断することができます．

　ここで1つ疑問が生じます．HbA1cは過去数カ月の高血糖状態を表す検査でした．HbA1cが6.5%以上であれば，それはまさに慢性の高血糖状態を意味しているので，ただちに糖尿病と診断できるのではないでしょうか？

　実は，米国糖尿病学会の診断基準では，HbA1c高値のみで糖尿病と診断できるのです．しかし，**日本糖尿病学会の診断基準では"必ず高血糖を確認する"**ことが求められています．これは，異常ヘモグロビン血症により血糖値は正常範囲なのに，HbA1cが見かけ上の高値を示すなど，**HbA1c値だけでは誤診してしまう症例が存在する**ために，高血糖の証明が条件づけられているのです．

　実際の臨床現場においては，血糖とHbA1cを同時に測定することがほとんどですから，

高血糖とHbA1c高値が確認できれば，その場で糖尿病と診断可能です．

以上に加え，慢性の高血糖を把握するためには，血糖とHbA1c以外に2つの参考所見が認められています．1つは糖尿病患者に**典型的な自覚症状**であり，もう1つは**糖尿病網膜症の存在**です．

典型的自覚症状とは，"口渇・多飲・多尿・体重減少"であり（詳細は第5章で解説），問診からこれらの症状が明らかになり，高血糖が証明されれば糖尿病と診断できます．糖尿病網膜症もまた，糖尿病患者のみに認められる特有の所見であり，眼底検査により"確実な糖尿病網膜症"が認められれば，高血糖とセットで糖尿病と診断されます．

以上をまとめると，糖尿病診断のポイントは（**図2-18**）のようになります．

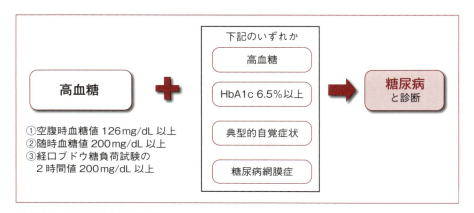

図2-18　糖尿病型の診断方法
（公益社団法人日本歯科衛生士会監修：歯科衛生士のための糖尿病予防指導マニュアル．2019．より）

 Dr.にしだのカンどころ！

自覚症状と網膜症の重要性

前述したとおり，糖尿病型の判定および糖尿病の診断において，"尿糖は無視"されています．その一方で，"糖尿病の典型的自覚症状と網膜症"の存在が重要視されている点に，着目しておきましょう．

網膜症は糖尿病患者のみに認められる特有の合併症であり，診断では重要視されるのです．

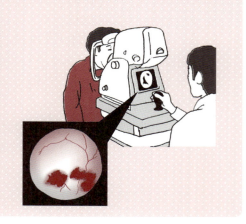

3 糖尿病の成因分類

糖尿病と診断されると，専門医は発症機序に基づいた成因分類と，病期に応じた病態分類を行います（図2-19）．

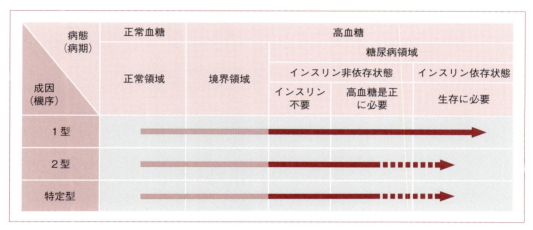

図2-19 糖尿病の成因分類（縦軸）と病態分類（横軸） （文献1より改変）
図右への移動 ➡ は糖代謝異常の悪化（━━ 糖尿病未発症，━━ 糖尿病発症）．頻度が少ない病態（病期）は破線 ▰▰▰ で示している．
1型糖尿病で正常から境界領域の症例は，膵島関連自己抗体のみが陽性で，まだ糖尿病未発症の状態にある．2型糖尿病や特定型糖尿病でも，インスリン依存状態に移行することがある．

成因分類とは，糖尿病の発症に至った原因による分類であり，1型糖尿病，2型糖尿病，その他特定の原因による糖尿病（特定型糖尿病[注1]）の3種類が存在します．簡潔に説明すれば，原因が明らかな糖尿病が1型糖尿病と特定型糖尿病であり，原因不明の糖尿病が2型糖尿病となります．

- 1型糖尿病：**膵臓β細胞の破壊**により発症し，通常はインスリン依存状態に陥る．診断には膵島関連自己抗体やインスリン分泌能（Cペプチド）が用いられる．
- 特定型糖尿病：1型糖尿病以外の**特定の原因により発症**する．具体的には，遺伝子異常・膵がんによる膵臓切除後・ステロイド治療・慢性肝炎・慢性膵炎などがある．
- 2型糖尿病：1型糖尿病および特定型糖尿病を**除外診断した後に残る原因不明の糖尿病**．

1型糖尿病は，インスリン生産工場である膵臓β細胞が破壊され，通常"インスリンの絶対的不足"に陥ります．絶対的不足とは「インスリンの絶対量が不足し，生命維持のためにインスリン投与が必須」であることを意味し，"インスリン依存状態"ともよばれます．古い医学書では，1型糖尿病は小児に好発する疾患と記載されていましたが，現在

注1：『糖尿病治療ガイド』中に"特定型糖尿病"という記載はありませんが，読者の理解を助けるために，本書ではこのような表記を用いています．

は小児から高齢者に至る全年齢層で発症することが明らかになっています．しかも，その**発症頻度は比較的高く，成人糖尿病患者全体の4%**に達するといわれています[2]．膵臓β細胞破壊の機序については，ウイルス説などがあり詳細は明らかになっていませんが，自己免疫異常により膵島で炎症を起こしている病理像（膵島炎）が確認されています．

診断方法としては，膵島に対する自己抗体（膵島関連自己抗体）[注1]の存在を確認するか，血清もしくは尿中Cペプチド[注2]を計測することで膵臓の残存インスリン分泌能を推定する方法があります．なお，1型糖尿病患者では歯周病の頻度が高く，重症化しやすいことが報告されています．

特定型糖尿病で最も頻度が高く，かつ注意が必要な原因は遺伝子異常です．ミトコンドリア遺伝子の異常による糖尿病（ミトコンドリア糖尿病）や若年発症成人型糖尿病（**MODY**：Maturity Onset Diabetes of the Young）などが代表的ですが，遺伝子異常に基づく糖尿病は全体の数％に及ぶともいわれています．このため，糖尿病の問診においては"家族歴の聴取"が重要視されます．

このほか，意外に多い原因が**膵がんによる膵臓切除後**の糖尿病です．膵臓のβ細胞機能にはかなりの余力がありますが，切除範囲が広範に及ぶと，インスリン分泌不足に陥ってしまいます．自己免疫性疾患や化学療法で用いられる**ステロイド治療**により糖尿病を発症した場合も，この特定型に含まれます．

2型糖尿病は，ここまでみてきた1型糖尿病と特定型糖尿病の**すべてを除外したうえで，最後まで残った原因不明の糖尿病**です．本来は，遺伝子異常の検索などを含め，数々

Dr.にしだのカンどころ！

1型糖尿病は25人に1人

1型糖尿病の頻度は成人糖尿病患者全体の4%ですから，糖尿病外来の25人に1人は1型糖尿病患者である可能性があります．しかし，一般外来において膵島関連自己抗体やCペプチドの検査はほとんど実施されていないため，2型糖尿病と誤診されている1型糖尿病患者は少なくないのです．1型糖尿病はインスリンがほとんど分泌されていないため，血糖変動が激しいことが特徴ですが，多くの医師はこれをインスリンの絶対的不足によるものととらえず，「単なる患者の食べ過ぎ」と決めつけてしまいます．血糖変動が激しいインスリン治療中の方がおられたら，1型糖尿病の可能性があるので，一度糖尿病専門医の外来を受診するように，アドバイスしてあげましょう．

注1：GAD抗体，IA-2抗体，ZnT8抗体，インスリン自己抗体（IAA），膵島細胞質抗体（ICA）など．
注2：インスリンを投与している状態で血中インスリンを測定すると，注射された外因性インスリンも合わせて計測してしまうため，真のインスリン値（内因性インスリン）はわかりません．そこで，インスリンの前駆物質であるプロインスリンが分解される際に放出されるCペプチド（C末端ペプチド）を測定することで，内因性インスリン量を推定するのです．

の特殊検査を必要とする，非常に診断が難しい疾患といえます．しかし，実際には"安易に2型糖尿病という病名がつけられている"現状があるのです．

4 糖尿病の病態分類

成因分類は原因に基づいた分類であり，正式な病名を決定するための学問的分類ですが，これに対して病態分類は，治療内容に直接かかわってくる臨床に即した分類です（表2-2）．

表 2-2　糖尿病の病態分類[1)]

正常血糖	高血糖		
正常領域	境界領域	糖尿病領域	
		インスリン非依存状態	インスリン依存状態
		インスリン不要 / 高血糖是正のためにインスリンを使用	生存のためにインスリンが必要

まず，病態は大きく高血糖と正常血糖に二分されます．高血糖はさらに境界領域と糖尿病領域に二分され，最後に糖尿病領域はインスリン非依存状態とインスリン依存状態に分かれます．

インスリン依存状態はすでに述べたとおり，インスリンが絶対的に不足している状況であり，**インスリン投与を行わなければ生命に危険が及ぶ状態**です．インスリン依存状態であるか否かは，Cペプチドを計測することで比較的簡単に判断できます[(注3)]．

インスリン非依存状態は，インスリンが不要な場合（内服もしくは食事運動療法）と，高血糖是正のためにインスリンを使用する場合に分かれます．**インスリン治療中の方の多くは，"高血糖の是正のために"必要**な人たちであり，適切な運動と食事療法を実施できればインスリンから離脱できることがあります．

Dr.にしだのカンどころ！

非常時はインスリン依存状態の方への対応が最優先！

インスリン依存状態にある方は，インスリン皮下注射が途絶えると，わずか半日から数日で，重症の"糖尿病ケトアシドーシス"を発症します．このため，震災など有事の際は，インスリン依存状態にある方に対して，インスリン製剤を最優先で配布する必要があるのです．

注3：絶食時血清Cペプチドが0.5 ng/mL以下の時，インスリン依存状態と判断され，通常はインスリン治療が開始されます．

第 II 編 目に浮かぶ糖尿病の基礎知識

■ 参考文献

1）日本糖尿病学会：糖尿病治療ガイド 2018-2019. 文光堂, 東京, 2018.

2）Takeda H et al., Clinical, autoimmune, and genetic characteristics of adult-onset diabetic patients with GAD autoantibodies in Japan（Ehime Study）, Diabetes Care, 25（6）：995, 2002.

CHAPTER 04 糖尿病は血管病

　糖尿病患者はよほどの重症でなければ，高血糖による自覚症状はありません．血糖値が上昇すると頭痛がする仕組みになっていれば，糖尿病がここまで増えることはなかったでしょう．しかし，幸か不幸か，人間は血糖値が少々高くとも何も感じず，健康な人と同じように暮らすことができます．

　本人が苦痛や不自由を感じないのであれば，放置しておけばよさそうなものですが，今や世界中が糖尿病を問題視しています．なぜでしょうか？　それは，糖尿病が恐ろしい"血管病"を併発することがあるからなのです．

1　人は血管とともに老いる

　17世紀のトーマス・シドナム（Thomas Sydenham）医師は「**人は血管とともに老いる（A man is as old as his arteries）**」という名言を残しています．血管が若々しければ人は老いず，血管が老いれば体も衰える．そして**血管の老化を加速させるものが糖尿病**なのです．

　糖尿病は全身の血管老化を加速させる病気ですが，その発生場所によりさまざまな合併症を誘発します（図2-20）．

2　糖尿病特有の三大合併症（細小血管障害）

　糖尿病合併症の中で最も重要なものは，三大合併症とよばれる以下のものです．

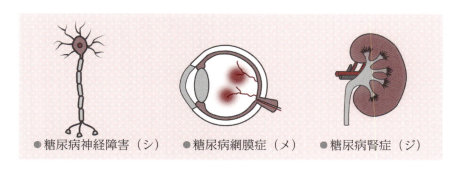

●糖尿病神経障害（シ）　●糖尿病網膜症（メ）　●糖尿病腎症（ジ）

　覚えやすいように，神経・目・腎臓の頭文字を取り，"シメジ"という語呂が考案されています．この三大合併症の特徴は，**細い血管の障害（細小血管障害）**である点と，**糖尿病患者だけに観察される特殊な合併症**である点にあります．このために，糖尿病三大合併症（three major complications）として特別視されているのです．

　そして，現在の**糖尿病診断基準は，細小血管障害の中でも網膜症の発症頻度に基づいて設定**されている点に注意しましょう．

第 II 編　目に浮かぶ糖尿病の基礎知識

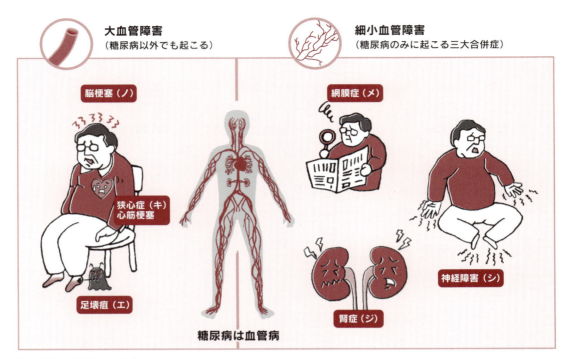

図 2-20　糖尿病は血管病
糖尿病患者にのみ併発する合併症は細小血管障害であり，大血管障害は糖尿病患者以外にも認められる点に注意．

 Dr.にしだのカンどころ！

血管は日光下で劣化するホースと同じ

　筆者は市民公開講座で，よく次のような例え話をします．「皆さん，庭に水やりをするために新品のホースを買ってきたとしましょう．真新しいホースは，しなやかで軟らかいですよね．しかし，直射日光のあたる水栓につないでおけば，次第に硬くなり，やがてはひびが入り，水が漏れてしまいます．なぜでしょうか？　そう，お日様の紫外線により，ホースがカチカチに硬化してしまうからですよね．人間の血管も同じことなのです．血液の中に糖分があふれると，まさにお日様の紫外線のように作用して，動脈硬化を起こすのです」

　もちろん，糖尿病の患者さん全員にこのようなことが起こるわけではありません．血縁者に心筋梗塞や脳梗塞，腎不全が多い家系では，心臓・脳・腎臓の血管が傷みやすい遺伝子を受け継いでいます．そのような人は，血管病が進まないようにとくに注意しなければなりません．

3 命にかかわる大血管障害

大血管障害（太い血管の合併症）には，大きく以下の3つがあります．

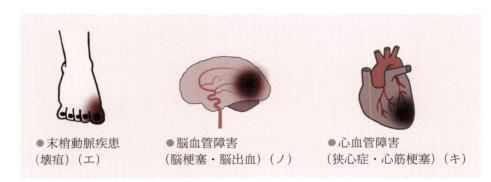

- ●末梢動脈疾患（壊疽）（エ）
- ●脳血管障害（脳梗塞・脳出血）（ノ）
- ●心血管障害（狭心症・心筋梗塞）（キ）

末梢動脈の閉塞による足壊疽，脳梗塞・脳出血などの脳血管障害，そして狭心症・心筋梗塞を引き起こす心血管障害（壊疽，脳梗塞，狭心症の頭文字を取り，"エノキ"）．いずれも，命にかかわる大事に至ることがある恐ろしい合併症ですが，糖尿病以外の患者（喫煙者，高血圧症患者，高脂血症患者など）でも認められる点が，三大合併症とは異なります．

4 第6の糖尿病合併症 "歯周病"

最後に登場した合併症が歯周病です．1993年，歯科医師（当時米国立歯科研究所所長）であるLöeは「歯周病は第6の糖尿病合併症」であることを糖尿病の学術雑誌上で提唱しました[1]．5番目までの合併症リストは論文中に記載されていませんが，その意図を汲むと次のようになります．

1. 糖尿病神経障害（シ）
2. 糖尿病網膜症（メ）
3. 糖尿病腎症（ジ）
4. 末梢動脈疾患（PAD:Peripheral Artery Disease；足壊疽）（エ）
5. 脳心血管障害（CVD:Cerebro Vascular Disease；脳血管障害・心血管障害）（ノ・キ）
6. 歯周病

これは筆者の個人的見解ですが，糖尿病合併症が血管病である観点に立てば，歯周病もまた血管病（細小血管障害）ととらえることができるのではないかと考えています．歯や歯肉はきわめて血管豊富な組織であり，そこに張り巡らされている神経網も膨大です（とくに歯の内部）．今は明らかになっていませんが，糖尿病により歯や歯肉の微小循環障害

／神経障害が起きている可能性があります．その結果として，糖尿病患者では歯槽骨の吸収，弾性組織の崩壊，歯肉の循環不全，唾液分泌障害などが重症化しているのかもしれません．今後の研究成果が待たれるところです．

Dr.にしだのカンどころ！

糖尿病は血管病

糖尿病は血管病であることを"シメジとエノキ"で人々に伝えてみましょう．この時，細い血管（細小血管障害）と太い血管（大血管障害）を明確に区別して説明することがポイントです．そして，細小血管障害にはシメジに加えて，歯周病も含まれることをしっかりと伝えましょう．

歯科医院に定期的に通院し，日常的に口腔ケアに努めていれば，第6の合併症である歯周病はコントロールできるのですから．

5 最も怖い合併症は神経障害

ここまでさまざまな糖尿病合併症が登場しましたが，最も怖い合併症はどれでしょうか．心筋梗塞でしょうか？　それとも足壊疽でしょうか？　実は，臨床家にとって最も恐ろしい合併症は"神経障害"なのです．

糖尿病神経障害というと，ほとんどの医療従事者は足の痺れや痛みを連想するだけで，"怖いものだ"という自覚はあまりないようです．実際，昔の筆者もそうでした．しかし，経験を積めば積むほど，糖尿病専門医は神経障害の恐ろしさを痛感するようになるのです．

神経障害には，大きく感覚神経障害と自律神経障害の2つが存在します．感覚神経の障害は，両手両足の痺れや異常感覚を引き起こしますが，進行すると患者は"痛覚を失う"事態に至ります．この結果，怪我や低温火傷を起こしても，本人は何も感じず放置されたままになってしまいます．その究極像が，"無痛性心筋梗塞"です．心筋梗塞は人間が感じる痛みの中で最も激烈な部類に入りますが，重度の神経障害をきたすと心筋梗塞の痛みですら，感じなくなります．この結果，発作の予兆を感じることなく，いきなり心停止をきたしてしまうのです．足潰瘍や足壊疽，無痛性心筋梗塞の背景には，感覚神経障害による痛覚の消失があることを肝に銘じておきましょう．

自律神経障害は，交感神経や副交感神経の障害を通じて，起立性低血圧などをもたらします．起立時は，血液が重力に従い下方に落ちていくので，そのままでは脳が虚血を起こし意識レベルが低下してしまいます．これを防ぐため，自律神経はただちに下肢の血管を収縮させ血圧の低下を防ぐのです．しかし，重度の自律神経障害患者の場合は，このよう

糖尿病は血管病 CHAPTER 04

な調節作用が働かず，立ち上がるたびに失神してしまいます．また，自律神経障害患者では心拍数の変動が失われ，ロボットのように一定のリズムを刻むようになります[注1]．**重度の自律神経障害患者は突然死の危険性が高い**ことに注意してください．

■ 参考文献

1) Löe H, Periodontal Disease The sixth complication of diabete smelitus, Diabetes Care, 16：329-334, 1993.

注1：健常者は生理的呼吸性変動により，心拍数は常に変化しています．

47

CHAPTER 05 高血糖症状のポイント

　第4章で述べたとおり，神経障害を有する糖尿病患者は自覚症状を訴えることが少なく，発見が手遅れになってしまうことが多々あります．高齢の糖尿病患者もまた，加齢の影響により神経機能が低下し，似たような状態におかれています．このため臨床現場においては，糖尿病患者が発している小さなサインを見逃さないことが，最良のリスク回避策となります．

　本章と次章では，指導現場で留意すべき糖尿病患者の症状について解説します．

1　糖尿病に特徴的な高血糖症状

　最初に，高血糖に基づく症状についてみてみましょう．第3章の糖尿病診断基準で登場した典型的な症状について改めて詳しく述べます．

1　口渇

　口渇は，後で述べる脱水症状（とくに舌の所見）と併せてとらえると効果的です．

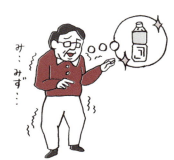

2　多飲

　多飲については，具体的に**飲水量と飲み物の内容を聴取**するようにしましょう．重症の場合は，4L以上飲水していることが多いですし，清涼飲料水を摂取していることもよくあります（ペットボトル症候群）．

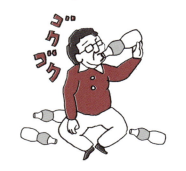

3　多尿

　患者が多飲している場合は，多尿も認められます．多尿に関するポイントは，"夜間排尿回数"を聴取することです．「**夜寝ている間に，何回トイレに行かれますか？**」と尋ねてみてください．2〜3回以上であれば糖尿病の可能性が高いでしょう（高齢者や前立腺肥大症患者は除く）．

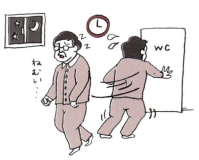

高血糖症状のポイント 05

4 体重減少，全身倦怠感

体重減少も重要なサインの1つです．質問は「**この1カ月で痩せられましたか？ 何kgやせられましたか？**」と尋ねてください．突然1カ月間で数kg以上やせていれば，高血糖状態の可能性があります（重症であれば5〜10kg痩せる場合もある）．また，体重減少は全身倦怠感を併います．

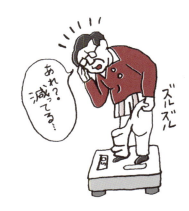

5 こむら返り

こむら返りの多くは腓腹筋の痙攣ですが，高血糖が持続すると就寝後の夜間や明け方に頻発します．大変重要なサインなのですが，教科書や『糖尿病治療ガイド』には記載されていません．糖尿病が疑われる方には「**最近，寝ている間にこむら返りが起きることはありませんか？**」と尋ねてみてください．毎日こむら返りを認めるようであれば，重度の高血糖が続いている可能性が高いでしょう．

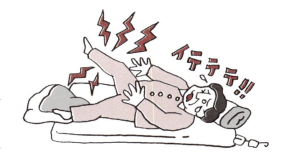

6 脱水症状

脱水症状は，文字どおり脱水による身体所見です．教科書的には皮膚の乾燥などが記載されていますが，筆者は"舌の脱水所見"を最重要視しています．脱水により唾液分泌が低下すると，舌表面は乾燥し潤いが失われます．それと同時に，**舌は一回り小さくなり（萎縮），舌の先が尖鋭化**してきます．これは患者に舌を出してもらえば一目瞭然なので，保健指導で疑わしい症例に出合った場合は是非確認してみてください．

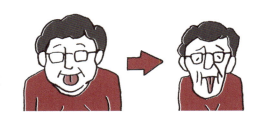

49

Dr.にしだのカンどころ！

舌の見方と伝え方

　舌の脱水症状を確認するために舌を出してもらう時，ほとんどの方は恥ずかしがられるので，「舌を出してみていただけますか？」と問いかけた直後に，スタッフ自ら先にベーと舌を出すことがポイントです．図は，当院を受診された未治療の重症糖尿病患者（HbA1c：14.7％）の舌の経過を示したものです．初診時は，舌の表面は乾燥し，唾液はねばつき糸状になっています．舌は全体に萎縮し，舌先が尖鋭化している点が特徴です．口唇も乾燥している点に注目してください．しかし，治療が始まり5日も経てば全身状態は著しく改善し，舌は湿潤化するとともに，舌先が丸みを帯びてきます．舌の所見は，HbA1cなどの臨床検査よりもはるかに早く変化しますので，「先日はカラカラで縮こまっていた舌に潤いが戻り，丸みを帯びて元の大きさに戻ってきましたよ，よかったですね！」と勇気づけを行うこともできます．

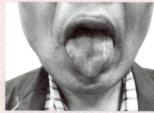
初診時
血糖値 566 mg/dL

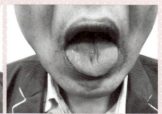
治療開始 5 日後
血糖値 312 mg/dL

図　舌の脱水所見の経過

2　血糖値 300 mg/dL 以上を疑わせるサイン

　上記で述べた典型的な症状を知っておけば，血糖値を計らなくても糖尿病患者のリスクをある程度把握することが可能になります．

　特に血糖値 300 mg/dL 以上の重症患者のサインとして，以下の4つを確認するとよいでしょう．

① 急激な体重減少（ひと月に数 kg 以上）
② 夜間頻尿（1 ～ 3 時間おき）
③ 脱水所見（舌の乾燥・萎縮・尖鋭化）
④ こむら返り（夜間～朝方）

　これらは筆者が日頃の外来診療からつかんだ勘所ですが（**HbA1c が 11％前後を超えてくるとほぼ必発**），いずれも問診と舌の診察のみで把握できるので役立ちます．

CHAPTER 06 低血糖症状のポイント

治療中の糖尿病患者を前にすると，医療従事者は「高血糖」にばかり目がいきがちですが，実は最も大切な管理ポイントは「低血糖予防」にあります．なぜ「高血糖よりも低血糖が怖い」のか？本章では，その理由と背景，そして予防法を学びましょう．

1 なぜ血糖コントロール目標は改定されたのか？

2013 年 5 月，熊本で開催された第 56 回日本糖尿病学会年次学術集会において「熊本宣言 2013」が発表され，新しい血糖コントロール目標が同年 6 月より運用されることになりました．

2013 年 5 月まで，日本において長らく運用されていた血糖コントロール目標は「優・良・可（不十分／不良）・不可」の 5 段階からなるもので [1]（図 2-21），まるで通信簿のような呼称に不快感を覚える患者さんも少なくありませんでした．

これに対して，熊本宣言で改訂された新しい血糖コントロール目標は，**3 種類に簡素化**されており，それぞれ 6.0% 未満，7.0% 未満，8.0% 未満と覚えやすくなっています [2]（図 2-22）．「評価」という文言が消え，「目標」に置き換わっている点に着目してください．

糖尿病の治療方針を左右する重要な血糖コントロール目標が，どうしてこれほど大きく改定されたのでしょうか？

2013 年 6 月，熊本宣言に合わせて緊急出版された『糖尿病治療ガイド改訂版』の冒頭には，次のように記載されています [2]．

> 新しい血糖コントロール目標を簡単に説明したい．優，良，可（不十分・不良），不可と 5 段階に分けられた従来の「血糖コントロール指標と評価」は，複雑であるとか，「不可」といった否定的な呼称が患者中心の医療を目指す理念にそぐわない，などの意見があった．そこで 2013 年 4 月からのヘモグロビン A1c（HbA1c）の NGSP値表記への統一を機に，日本糖尿病学会内で血糖コントロール目標の改訂の検討が進められ…

患者への配慮と，HbA1c 表記の変化に対応した結果であることが述べられていますが，実は 2008 年から 2010 年にかけ，海外の糖尿病研究者の間で"従来の厳格な血糖コントロールに対する猛省"が生まれていたのです．日本糖尿病学会もこの流れを無視できなくなったため，血糖コントロール目標を変更したのではないかと筆者はみています．

第 II 編　目に浮かぶ糖尿病の基礎知識

指　標	コントロールの**評価**とその範囲				
	優	良	可		不可
			不十分	不良	
HbA1c（JDS）（%）* HbA1c（NGSP）（%）	5.8 未満 6.2 未満	5.8〜6.5 未満 6.2〜6.9 未満	6.5〜7.0 未満 6.9〜7.4 未満	7.0〜8.0 未満 7.4〜8.4 未満	8.0 以上 8.4 以上
空腹時血糖値 （mg/dL）	80〜110 未満	110〜130 未満	130〜160 未満		160 以上
食後 2 時間血糖値 （mg/dL）	80〜140 未満	140〜180 未満	180〜220 未満		220 以上

*HbA1c の表記は，2014 年 3 月まで日本独自の JDS 値（Japan Diabetes Society）値と，米国式の NGSP（National Glycohemoglobin Standardization Program）値の 2 種類が用いられており，2014 年 4 月以降は NGSP 値に統一された．測定方法の違いにより，JDS 値は NGSP 値に比較して約 0.4 低い．

図 2-21　2013 年 5 月まで運用されていた旧式の血糖コントロール目標 [1]
血糖値や HbA1c 値に応じた "5 段階評価" になっている．

目　標	コントロール**目標値**		
	血糖正常化を 目指す際の目標	合併症予防 のための目標	治療強化が 困難な際の目標
HbA1c（%）*	6.0 未満	7.0 未満	8.0 未満

*現在の HbA1c は NGSP 値に統一されている．

図 2-22　2013 年 6 月から運用開始になった現行の血糖コントロール目標 [2]
以前の "5 段階評価" が消え，"3 つの目標" に変更されている．

2 "The Lower, The Better" の見直し

　日本糖尿病学会の旧式血糖コントロール目標である "5 段階評価" に象徴されるとおり，2000 年代初頭まで "**血糖値は低ければ低いほど良い（The lower, the better）**" という考えが糖尿病の世界では支配的でした．これは「高血糖が糖尿病合併症を引き起こすのだから，血糖値が低ければ低いほど，合併症のリスクは下がるだろう」という "医師の思い込みに基づいた予想" です．ところが 2008 年，その予想を覆す臨床研究が発表されたのです．

　カナダと米国の多施設共同研究である ACCORD（Action to Control Cardiovascular Risk in Diabetes）は，The New England Journal of Medicine 誌の 2008 年 6 月号に "厳格な血糖降下療法が 2 型糖尿病患者に与える影響（Effects of Intensive Glucose Lowering in

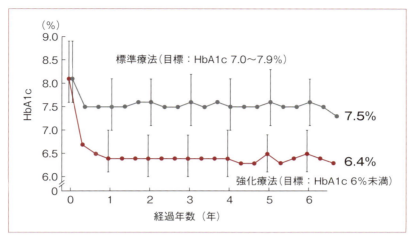

図 2-23　ACCORD 研究追跡期間中の HbA1c 推移　　　　　　　（文献 3 より改変）
プロットデータは中央値，上下のバーは四分位を表示．

Type2 Diabetes)" と題する論文を発表しました[3]．

　平均年齢 62 歳の 2 型糖尿病患者（心血管病の既往あり，または心血管障害のリスク因子あり），男女 10,251 名（HbA1c の中央値 8.1%）を **標準療法（治療目標 HbA1c ＝ 7.0 〜 7.9%）** と **強化療法（治療目標 HbA1c ＝ 6.0% 未満）**[注1]の 2 群に分け，主要評価項目を「非致死性心筋梗塞，非致死性脳卒中，心血管病による死亡」に設定し，追跡調査しています[注2]．

　強化療法群の HbA1c 目標値は 6.0% 未満と低い値が設定されたため，最終的にインスリン分泌促進薬が全体の 87%，インスリン皮下注射が全体の 77% の患者に使用され，1 年後に HbA1c は当初の 8.1% から 6.4% まで低下しています（標準療法は 7.5% に留まる）（**図 2-23**）．

　強化療法群では目標に近い血糖降下が得られたにもかかわらず，その裏側では驚くべき変化が起きていました．

　両群の間で，試験開始直後は，主要評価項目に統計学的な有意差は認められませんでしたが，1 〜 2 年を経過した頃から強化療法群の死亡数増加が目立ち始め，最終的には標準療法よりも死亡率が高くなったため（**図 2-24**），強化療法は平均 3.5 年で中止を余儀なくされたのです．

　HbA1c の正常化を目指して，より厳格に血糖値を低下させた結果，総死亡を有意に増やしてしまったのです．この研究結果は，全世界の糖尿病専門医に衝撃を与え，従来の糖尿病治療方針を大幅に見直すきっかけとなりました．

注1：この値は，日本糖尿病学会の旧コントロール目標では"優"に相当します．
注2：ACCORD 研究の主要評価項目は，心血管病の発症または死亡に設定されていたため，この手の研究としては珍しく心血管病の既往を有するリスクの高い患者が全体の 35% も占めています．

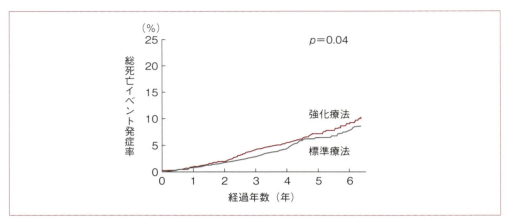

図2-24　強化療法群と標準療法群のカプラン・マイアー（Kaplan-Meier）曲線　　（文献3より改変）
強化療法群では総死亡が有意に上昇していたため，平均追跡期間3.5年の時点で強化療法は中止された．

3　HbA1c 7.5% 前後が最も安全

　この発表と前後して，ACCORD研究と同じように「過度な血糖管理による重症低血糖が心血管病の合併率や死亡率を上昇させる事実」が，さまざまな臨床研究を通して明らかになっています．

　その中から，Lancet誌に発表された英国開業医データベースのコホート解析結果を紹介します[4]．50歳以上の2型糖尿病患者の中から，スルホニル尿素（SU）薬とメトホルミンの内服治療を受けている集団1（27,965人；平均年齢64歳；治療前平均HbA1c 9.0%），およびインスリン治療を受けている集団2（20,005人；平均年齢64歳；治療前平均HbA1c 10.0%）を抽出し，全死因死亡を主要評価項目として集団1を平均4.5年，集団2を平均5.2年間追跡調査しています．

　その結果，両集団ともに治療後のHbA1cが7.5～7.6%の場合，最も死亡リスクが低いことが明らかになりました（図2-25）．

　さらに，治療後のHbA1cが6.5%未満の場合，両集団ともに死亡リスクが上昇しています．なかでもインスリン治療群の場合は，HbA1c 6.4%（中央値）の死亡リスクが，

Dr.にしだのカンどころ！

糖尿病専門医はHbA1c 7%未満で危険信号

　糖尿病専門医はインスリン治療中の患者のHbA1cが7%未満になると（とくに高齢者の場合），警戒すべき状態であることを経験的に知っていますが，英国の研究はその裏づけを示したものと言えるでしょう．

低血糖症状のポイント

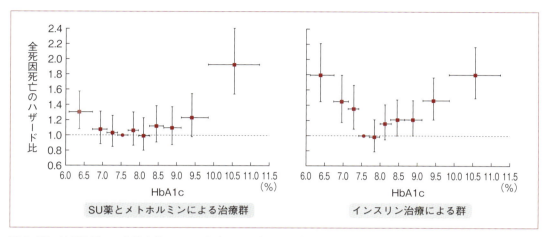

図 2-25　治療法別にみた治療後 HbA1c と全死因死亡ハザード比との関係　　　　　　（文献 4 より改変）

HbA1c 10.5%（中央値）とほぼ同じであった事実は注目に値します．

4　インスリンと SU 薬による低血糖症はどちらが怖いのか？

過度な血糖管理による"**医原性低血糖**"[注1]が，**心血管病の併発や死亡をもたらす事実**が世界的に注目されるようになったのは，2008 年頃からのことですが，残念なことに日本では，まだ周知の事実とはなっていません．結果として，多量の SU 薬を投与され，昏睡状態に陥り救急搬送される高齢者の症例が，わが国では後を絶たないのです．

ここで，大津赤十字病院から発表された衝撃の論文をご紹介しましょう[5]．平成 20 年 1 月から平成 24 年 3 月までの 4 年 3 カ月間に，糖尿病治療による医原性低血糖症のため同院に緊急入院した 53 名が解析されています．治療内容で分類すると，SU 薬による低血糖症が 41 名，インスリンによる低血糖症が 12 名と，症例の多数を SU 薬が占めています．

表 2-3 はきわめて重要な事実を示しています．まず年齢ですが，インスリン群の 75 歳に対して，**SU 薬群は 83 歳と高齢**であることがわかります．次に緊急入院した直後の血糖値ですが，読者の皆さまはどちらが低いと予想されるでしょうか？　普通はインスリン群だと考えるでしょうが，実はインスリン群 45 mg/dL に対して，**SU 薬群は 33 mg/dL**なのです．ここまで血糖値が低下すると，意識混濁もしくは昏睡状態に至ります．次にHbA1c を見てみましょう．**SU 薬群の入院時平均 HbA1c は 6.6%**，これは先程の Lancet 論文で死亡リスクの上昇が報告されているレベルです[注2]．そして，eGFR は両群に統計学的な有意差は認められませんでしたが，全患者の eGFR は 47.0 mL/min/1.73 m^2 と**腎機**

注 1：薬物治療が引き起こした低血糖を医原性低血糖とよびます．字のとおり，"医者が原因でおきた低血糖"といえるでしょう．

注 2：HbA1c 6.6% は，日本糖尿病学会の旧コントロール目標"優"に近い値です．この事実からも，日本にはいまだに"優の呪縛"にとらわれている医師や患者が存在することがわかります．

表 2-3 医原性低血糖症で緊急入院した患者の臨床的特徴[5]

	全患者 (n=53)	SU薬群 (n=41)	インスリン群 (n=12)	p値
年齢（歳）	81.1±9.8	**83.0**±8.7	74.8±10.8	0.010
初診時血糖値（mg/dL）	35.7±12.4	**33.0**±10.1	44.9±14.9	0.003
HbA1c（%）	6.76±1.27 (n=48)	**6.56**±1.19 (n=39)	7.64±1.20 (n=9)	0.020
血清 Cre 濃度（mg/dL）	1.46±1.08	1.59±1.19	1.07±0.41	0.148
eGFR（mL/min/1.73 m²）	**47.0**±30.8	45.1±33.2	53.3±19.3	0.425
糖尿病罹病期間（年）	18.2±12.0 (n=39)	17.9±12.3 (n=28)	18.8±11.2 (n=11)	0.833
血糖回復までの時間（時間）	14：[4, 25]	**17**：[6, 27]	1.5：[1, 8.25]	0.0007

＊データは平均 ± 標準偏差で，血糖回復までの時間は中央値：[25%値，75%値]

能は低下しています．

そして，最も着目すべきデータが「血糖回復までの時間」です．インスリン群は入院後平均 1.5 時間で血糖値が回復しているのに対して，**SU 薬群は回復まで平均 17 時間が必要**でした．しかも，75% タイル値は 27 時間にも達しています．これを専門用語で"**遷延性低血糖**"とよびます．インスリンによる低血糖はせいぜい数時間しか続きませんが，SU 薬で低血糖を起こすと，1 日以上にわたり持続することがあるのです．

この結果から，医原性低血糖症においては，インスリンよりも SU 薬のほうが遙かに重篤であることがわかります．今後の糖尿病治療では，「**腎機能が低下した高齢者への SU 薬投与は極力避ける，もしくは低用量に留める**」ことが常識にならなければなりません．

Dr.にしだのカンどころ！

SU 薬による低血糖症は決して帰宅させてはならない

救急外来に低血糖症患者が来院した際，SU 薬の内服歴がある場合は，ブドウ糖投与により意識が回復しても，決して帰宅させてはなりません．遷延性低血糖により，帰宅後に再度低血糖を来す危険性が高いからです（夜間の場合，家族が気づかず死に至ることがある）．SU 薬による遷延性低血糖症は原則入院であることを覚えておきましょう．

5 具体的な低血糖症状

ここまでお読みいただければ，"医原性低血糖"がいかに恐ろしいものであるか，ご理解いただけたことと思います．これは筆者の私見ですが，糖尿病に対する一般内科医と専門医の違いは「**低血糖への配慮**」の有無にあります．糖尿病専門医は病棟や外来での診療を通じて，SU 薬による恐ろしい遷延性低血糖や，インスリンの過剰投与による重症低血糖を何度となく経験しています．ですから「低血糖に対する恐れ」が体に刻み込まれてい

低血糖症状のポイント CHAPTER 06

るのです．しかし，一般内科医はそれほどまでの治療経験がないので，恐れがありません．また，低血糖に関する系統だった教育も受けていません．このため，今現在も全国で医原性低血糖が多発し，その多くが見逃されているのです．

　もちろん，糖尿病専門医といえども低血糖を完全に回避できるわけではありません．しかし，正しい知識を持ち合わせていれば，かなりの低血糖は防ぐことができます．

　糖尿病治療が始まるまで，ほとんどの患者さんは低血糖を体験したことがありません．ですから，治療開始後に低血糖が起きても「これは低血糖だ！」と自分で認知することができないのです．このため，**糖尿病治療開始時には，患者さん（認知症がある場合は家族）に対してあらかじめ低血糖症を目に浮かぶように説明**しておくことが重要になります．

Dr.にしだのカンどころ！

高血糖よりも低血糖が大切

　私たちは日頃の臨床の中で，高血糖やHbA1cの上昇ばかりに目をとられていますが，その裏ではかなりの頻度で医原性低血糖が起きています．災害対策では「震災が起きる」と予見しない限り行動は生まれませんが，低血糖対策もまさしく同じ．まずは「患者さんの体で低血糖が起きる」と予見することが大切です．この前提に立ったうえで，次に述べる低血糖症状の捉え方を活用すれば，驚くほど多くの"隠れ低血糖"が見えてくることでしょう．

　それでは，具体的な低血糖症状をみてみましょう．低血糖症状は，危機的状況に対する神経系の反応であり，大きく3つの段階を経ます．

1　第一段階：副交感神経刺激症状

　第一段階の副交感神経刺激症状は，猛烈な空腹感とお腹の鳴動が特徴です．幼少時代，散々遊び回りお腹がペコペコで家に帰った経験は誰しもあると思いますが，あの「**お腹が空きすぎてグーグー鳴る**」感じが副交感神経刺激症状です．具体的な血糖値は個人差がありますが，**80 mg/dL 前後**で現れ始めます．

2　第二段階：交感神経刺激症状

　第二段階は血糖値が **70 mg/dL 前後**で出現する交感神経刺激症状です．次のような症状を通して，体が生命の危機を訴えます．別名，"**警告信号**"ともよばれます．

- **冷汗**（手や顔が汗ばむ）
- **振戦**（手や声の震え，重症時はガタガタと全身が震える）

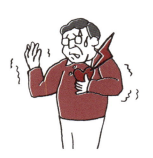

57

- 顔面蒼白・冷感（末梢血管収縮）
- 動悸

3　第三段階：中枢神経症状

第三段階は血糖値が **60 mg/dL 未満**になってくると出現する中枢神経症状です．脳は最大のブドウ糖消費臓器なので，血糖値が低下するとさまざまな症状が現れます．これも個人差があり，交感神経刺激症状ほど典型的なものはありませんが，重要なものは次のとおりです．

- あくび
- 傾眠
- 異常行動（易怒性，徘徊）
- 痙攣
- 昏睡（いびき）

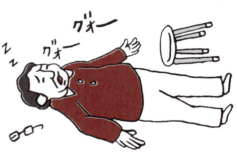

糖尿病の患者さんが急に"あくび"をし始めたら，それは低血糖症状かもしれません．とくに重要なものは，高齢者でよく観察される異常行動です．普段は温厚な人が急に怒り出す**易怒性**や，**徘徊などは認知症と間違われることが多く**，発見と対処が遅れてしまいがちです．

中枢神経症状を放置すると昏睡状態に陥りますので，早期発見が重要なのですが，そのためにはこれら三段階の低血糖症状を系統立てて把握しておかなければなりません．

Dr.にしだのカンどころ！

自分の経験を通して低血糖を伝える

初めてのカンファレンスや学会で，人前に立った時の感覚を思い出してください．手はじっとりと汗ばみ，声は震え，顔は真っ青，手足の先も冷たくなり，心臓はバクバクしてくる…これが交感神経刺激症状です．

患者さんの多くは低血糖を経験したことがありません．自分の実体験を踏まえて，低血糖の症状を具体的に伝えられるようになりましょう．

6　無自覚性低血糖の怖さ

糖尿病罹病期間の長い患者や神経障害が進行している患者さん，インスリン治療により

何度も低血糖を頻発している患者さんの中には，**交感神経刺激による警告症状が消失してしまう症例**が多々見受けられます．これを**"無自覚性低血糖"**とよび，糖尿病専門医は最も恐れています．

普通であれば重症低血糖を起こせば，交感神経刺激症状で本人もしくは周囲が気づくことができるのですが，無自覚性低血糖の患者さんは，警告信号を発することなくいきなり昏睡状態に陥ってしまいます（とくに**高齢者や罹患期間の長い1型糖尿病の患者に多い**）．緊急時対策としては，グルカゴン（血糖値を上昇させる最強のホルモン）などを用いた**低血糖対処の方法を本人ではなく家族に指導する**ことが大切です．本人に指導しても，意識レベルが低下すると自分では対応できないからです．

7 シックデー

症状とは異なりますが，糖尿病患者の重要な状況の1つに**"シックデー（sickday）"**があります．文字どおりに解釈すると"病気の日"となりますが，正しくは**"糖尿病患者が体調不良で食事がとれない日"**を指します．

ほとんどの糖尿病患者は内服薬やインスリン皮下注射を行っているので，**食事がとれない状態で日頃と同じ量の薬を使用すると，低血糖をきたしてしまう**のです．このため，シックデーの際は，薬やインスリンの投与量を減量する必要がありますが，患者さんの多くは真面目にいつもと同じように内服・皮下注射を行い，低血糖を起こしてしまうことがあるため，日頃からの指導が重要です．

シックデーの原因としては，インフルエンザ，肺炎，腎盂腎炎，胃腸炎，嘔吐症などさまざまですが，歯科治療における抜歯やインプラント埋入，義歯（入れ歯）不適合などもその一因になります．

8 低血糖への対処方法

内服・インスリン治療中の糖尿病患者が低血糖を起こした時の基本対応は，**"ブドウ糖投与"**になります．ジュースや甘いお菓子などでもよいのですが，**患者さんがαグルコシダーゼ阻害薬を内服している場合，二糖類は腸管で分解されないため，血糖値はいつまでたっても上がってきません**[注1]．このため，保健指導室や医務室には必ずブドウ糖を常備しておきましょう．

最近はスポーツ用のブドウ糖キャンディーも市販されていますが，専用のブドウ糖タブレットやブドウ糖ゼリーも販売されています（**図2-26**）．意識がない場合は，ゼリーを

注1：ショ糖や乳糖などの二糖類は，小腸のαグルコシダーゼとよばれる酵素により単糖類へと分解され，吸収されます．αグルコシダーゼ阻害薬を内服していると，この分解が抑制されるために，ジュースやお菓子を摂取しても血糖値が上がらないのです．

第 II 編　目に浮かぶ糖尿病の基礎知識

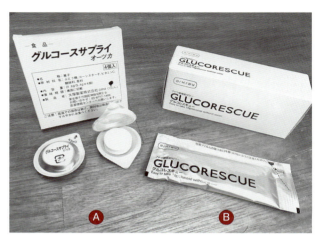

図 2-26　ブドウ糖タブレット（グルコースサプライ／大塚製薬）
（A）とブドウ糖ゼリー（グルコレスキュー／アークレイ）（B）

歯肉（歯茎）や口腔粘膜に擦り込むことで意識回復を図ります．重症の場合は，50％ブドウ糖液 20 mL を静脈注射し，意識が戻るまでこれを繰り返します．

■ 参考文献

1) 日本糖尿病学会：糖尿病治療ガイド 2010. 文光堂，東京，2010.
2) 日本糖尿病学会：糖尿病治療ガイド 2012-2013 血糖コントロール目標改訂版. 文光堂，東京，2013.
3) Action to Control Cardiovascular Risk in Diabetes Study Group et al., Effects of intensive glucose lowering in type 2 diabetes, N Engl J Med, 358（24）：2545, 2008.
4) Currie CJ et al., Survival as a function of HbA1c in people with type 2 diabetes：a retrospective cohort study, Lancet, 375：481, 2010.
5) 池口絵理ほか：薬物治療中に低血糖をきたし緊急入院となった 2 型糖尿病患者についての検討. 糖尿病, 57（4）：235, 2014.

第 III 編

炎症でつながる
歯周病と糖尿病

CHAPTER 01 症例から学ぶ 歯周病と糖尿病の深いかかわり

　本編では，糖尿病を切り口として歯周病が全身に与える影響を"慢性微小炎症"の視点から考察します．糖尿病と歯周病は慢性的に持続する微小炎症を介してつながっており，相互に強い影響を与えあっています．慢性微小炎症はインスリン抵抗性を惹起することで，血糖値を上昇させるからです．

　裏を返せば，歯周病治療により慢性微小炎症が消退すれば，血糖値は改善することになります．この仮説を証明する臨床研究の代表例として，ヒロシマ・スタディを紹介します．そして，慢性微小炎症の消退がもたらす恩恵は，血糖値の改善だけに留まりません．ヒサヤマ・スタディは，CRP 0.1 mg/dL 程度の極低レベルの炎症が，糖尿病や心筋梗塞の発症リスクを数倍増加させることを報告しているのです．

1 歯周病と糖尿病は炎症を通してつながる

　糖尿病患者がインフルエンザや肺炎，膀胱炎などを併発し発熱すると，血糖値は急激に上昇します．炎症細胞から分泌される炎症性サイトカインが，インスリン抵抗性を増大させ（インスリンの効きが悪くなる），血糖値を上昇させるのです．

　最近の研究によると，2型糖尿病そのものも，中性脂肪を過剰に貯め込み大型化した脂肪細胞が慢性的な脂肪組織の炎症を引き起こしていることが，原因の1つであると考えられています．

　一方，歯周病は歯周組織において細菌感染が起こり，免疫細胞から炎症性サイトカインが分泌されます．ここで大切なことは，歯や歯肉は豊富な血管網で裏打ちされているため，歯周病によりひとたび出血が起これば菌体成分や菌体外毒素，炎症性サイトカインなどが，血流に乗って全身に播種してしまうという点です．

Dr.にしだのカンどころ！

なぜ口腔ケアが大切なのか？

　歯周病は細菌感染症による歯周組織の炎症であり，糖尿病は脂肪組織の炎症がその背景にあります．いずれの病態においても，慢性的に続く微小炎症が存在しており，その際に分泌される炎症性サイトカインがインスリン抵抗性をもたらすのです．

　指導対象者が「歯周病と糖尿病は炎症でつながる」ことを理解できれば，口腔ケアの大切さをより深く理解してもらえることでしょう．

症例から学ぶ歯周病と糖尿病の深いかかわり CHAPTER 01

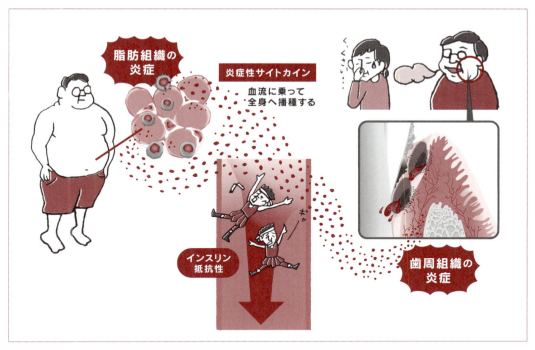

図 3-1　微小炎症を介してインスリン抵抗性を慢性的に惹起する脂肪組織と歯周組織の炎症

　歯周組織と脂肪組織で起こっている"慢性微小炎症"は，場所こそ違うものの，炎症性サイトカインを通じてインスリン抵抗性を惹起し，結果として血糖値を上昇させるという，同じ病態を有しているのです（図 3-1）．
　インフルエンザや肺炎など高熱をきたす感染症に比べれば，歯周病はごく軽微な炎症ですが，放置されれば，5 年，10 年と長期にわたり持続する点において，糖代謝にとってはより大きな脅威となります．

■ 歯周基本治療により劇的に改善した 2 型糖尿病の症例

　ここで，糖尿病と歯周病が，炎症で密接に結ばれていることを象徴する一例をご紹介しましょう．
　症例は，42 歳の男性．関節リウマチと糖尿病の治療のため，34 歳から大学病院に通院していました．39 歳の時に HbA1c が 11.4％まで悪化したため，糖尿病内科外来でインスリンを導入されています．その後，HbA1c は 6.2％まで改善しましたが，次第に増悪し，HbA1c 10％台が続いたため，糖尿病内科に入院しました．
　入院当日，研修医が行った問診から「毎朝歯茎からの出血で枕が赤く染まる」ことが明らかになりました．ただちに歯科口腔外科を紹介したところ，重度の歯周病が認められ，上顎と下顎の 2 回に分けて歯科衛生士による歯周基本治療が行われています．
　入院当初は，インスリン頻回注射を行い，食事制限を行っていたにもかかわらず，血糖

63

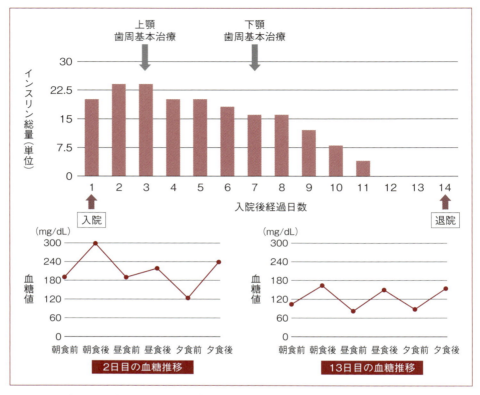

図 3-2　入院後の歯周基本治療により血糖値は劇的に改善し，インスリンは不要になった

日内変動は 200 〜 300 mg/dL と高値で推移していました．しかし，歯周基本治療が完了した頃から，血糖値は急速に改善し，インスリン投与量はこれにあわせて減少（**図3-2**）．12日目に**インスリンは不要となり，内服薬１剤のみで退院**することになりました．

退院後の変化は，さらに驚くべきものでした．**わずか１カ月で，HbA1c は 10.5％から 7.8％まで改善**し，体内の炎症状態を現す CRP（C Reactive Protein：C 反応性タンパク）は，入院時の 0.35 mg/dL から 0.16 mg/dL まで半減していたのです（**表 3-1**）．

Dr.にしだのカンどころ！

歯周基本治療の力

本症例は，歯科衛生士による歯周基本治療（非外科的治療）を契機として，劇的に血糖値が改善しました．その背景にあるものは，歯周治療による"炎症消退"です．微弱な炎症が半減（CRP が 0.35 mg/dL から 0.16 mg/dL まで低下）することで，インスリン抵抗性が減弱し，結果として HbA1c の低下をもたらしたのです．この事実からも，歯周基本治療は驚くべき力をもっていることがわかります．

症例から学ぶ歯周病と糖尿病の深いかかわり

表 3-1　退院後の変化

退院 1 カ月後，CRP の低下とともに HbA1c は著明に改善した.

	入院日	1 カ月後
HbA1c（%）	10.5	7.8 ↓
CRP（mg/dL）	0.35	0.16 ↓
治療費 （自己負担＋保険料）	インスリン 25,400 円	内服薬 582 円 ↓

　以上より，**歯周基本治療により慢性微小炎症が消退した結果，インスリン抵抗性が減弱し，高血糖が改善した**ものと考えられます.

　白状すると，本症例の外来主治医は筆者でした．当時は，患者さんの口腔内を観察しても扁桃以外に興味はなく，「視れども見えず」の状態にありました．しかも，入院前の外来では「患者によかれ」との思いで，インスリン治療を選択しており，薬剤治療費は管理料も含めると毎月 25,000 円以上にも及んでいました．適切な歯周治療を受けた後の薬剤費は，毎月 500 円少々，治療費は約 1/50 となり，当時の筆者はおおいに反省したものです．以来，外来では患者さんの口腔内を努めて観察するようにしています.

　本症例は，体の中でくすぶっている"慢性炎症"を見つけだし，その火種を解除しなければ，最強といわれるインスリン製剤をもってしても，内科医は炎症によるインスリン抵抗性に打ち勝てないことを説いています.

　そして，退院後の経過において，この患者さんはさらなる気づきを筆者に与えてくれたのです.

2　歯周基本治療により味覚が回復し偏食も改善された

　退院数カ月後，外来でこの患者さんが語った言葉を筆者は今でもよく覚えています．「先生，歯周病を治療してもらったら，ご飯がすごくおいしくなった．入院する前は，やたらと脂っこいものや，甘いもの，味の濃いものばかりが欲しかったけれど，歯がよくなるとご飯や野菜，納豆のおいしさがわかるようになったよ．すると自然に痩せてきたし，不思議と体も動かしたくなってきた．最近，フットサルも始めたよ」

　1 カ月で HbA1c が 3%近く改善した背景に，食事療法と運動療法があることは間違いありませんが，改善のきっかけとなったのは歯周治療です．歯科衛生士による専門的口腔ケアは，慢性歯周炎を消退させることで高血糖を改善するだけではなく，**"味覚の正常化"を通して，患者さんを正しい食生活へと導いた**のです.

3　歯科の常識と智慧を医科の栄養指導へと還元する

　義歯不適合や動揺歯[注1]による痛みがある場合，臼歯の喪失による咀嚼不良がある時，患者は軟らかく食べやすい果物やアイスクリーム，麺類などに走りがちです．そして，先

65

第 III 編　炎症でつながる歯周病と糖尿病

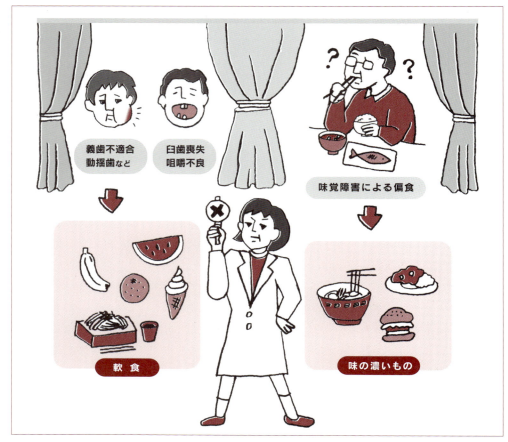

図 3-3　軟食や偏食の背景には口腔の障害がカーテンの向こうに隠れていることに，医科のスタッフは気づいていない

程の症例のように重度の糖尿病や歯周病による味覚障害があるときは，ハンバーガーやラーメンなど，濃い味の食事を好んでとるものです（**図 3-3**）．

　歯科関係者にとってはあたりまえの知識ですが，私たち医科はこれらの原因に気づくことなく，"**軟食や偏食という結果**" **だけを問題視**します．そして，軟食や味の濃い食べ物は糖尿病を悪化させるので，医師や管理栄養士の多くは，このような食事をしている患者さんを頭ごなしに叱ってしまう傾向があります．

　例えば，「野菜を食べろ」といわれて，臼歯を失った人が根菜を咀嚼することができるでしょうか？　味覚障害で魚や野菜の味がよくわからない人が，好き好んで和食を食べるでしょうか？

　もちろん，これは無理な話なので，いくら栄養指導を重ねても食生活は改善されず，糖

注 1：義歯不適合：入れ歯が合っていないこと．動揺歯：歯周病が進行し，グラグラしている歯．

尿病もよくなりません．やがて，患者さんは栄養指導が嫌になり，指導者自身も，やり甲斐をなくしていくのです．

4 健康な味覚と咀嚼は健康な口腔に宿る

　糖尿病の栄養指導は，「バランスがとれた栄養素を含む食事を適正なエネルギー量で摂取する」ことを目標にしていますが，これはあくまでも"健康な味覚と咀嚼"を前提にした考えです．両者は健康な口腔だけに宿ることを忘れてはなりません．

　これからの栄養指導は，まず最初に咬合や味覚の機能を評価し，障害されている場合はただちに歯科を紹介する姿勢，すなわち"医科歯科栄養連携"が求められることでしょう．**正常な口腔機能なくして，栄養指導は成り立たない**からです．

Dr.にしだのカンどころ！

歯科的視点から偏食の理由を探る

　医師や管理栄養士は，"過食や偏食"をきたしている患者さんを頭ごなしに叱る傾向があります．しかし，人は理由もなく偏食に走るわけではありません．味覚や咬合が損なわれたからこそ，食事が偏ってしまうのです．これからの栄養指導は，偏食という"結果"を叱る前に「なぜそのような状態になったのか？」，歯科的視点からその"理由"を探すことが求められるようになるでしょう．これこそが，"医科歯科栄養連携"です

5 医科歯科と患者の間に共通言語を

　それでは，医科歯科栄養連携を具体的に実現するためにはどうすればよいのでしょうか？このためには，医科と歯科の間に共通言語を導入しなければなりません．そしてこの共通言語は，医療従事者だけでなく，「患者さんや家族にとっても理解が容易」である必要があります．

　例えば，咀嚼機能については1972年に山本氏が提唱した「山本式咬度表（山本式総義歯咀嚼率判定表）」がその候補として挙げられると思います．

　名前のとおり，山本式咬度表は総義歯を装着した患者さんの**咀嚼能力を摂取可能食品から評価する**ために開発されました[1]（**図3-4**）．

　中心には，歯がなくても摂取できるスープがレベル1として存在しており，そこから，外周に向かうほどより高い咀嚼力が必要になるように，全6レベル・29種の食品が配置されています．最外周には，歯があっても咬み合わせが悪くなると食べられなくなる，堅

第 III 編　炎症でつながる歯周病と糖尿病

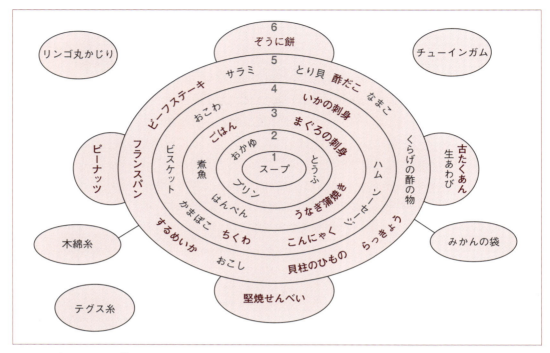

図 3-4　山本式咬度表[1)]
中心から外周に向かい咀嚼難度順に食品が並んでいる．太字は，8020 データバンク調査のアンケート調査票で使用された食品．

焼せんべい，古たくあん，生あわび，ピーナッツなどが配置されています．このほか，テグス糸を切る，リンゴを丸かじりする，チューインガムをかむなど，咀嚼以外の機能5種も含まれています．

医療従事者はもとより，患者さんにも簡単に理解できる内容になっていることから，指導現場での活用が期待されます．

Dr.にしだのカンどころ！

医科でも咀嚼力の把握を！

第IV編で紹介する"8020 データバンク調査"では，山本式咬度表の中から代表的な食品15品目「ピーナッツ，古たくあん，堅焼せんべい，フランスパン，ビーフステーキ，酢だこ，らっきょう，貝柱のひもの，するめいか，いかの刺身，こんにゃく，ちくわ，ごはん，まぐろの刺身，うなぎ蒲焼き」を選び，アンケート調査が実施されました (p.87)．これからは，医科外来や指導現場でもこのような質問を行い，咀嚼能力の評価を行うとよいでしょう．咀嚼に問題がある時は，積極的に歯科受診を勧めなければなりません．

CHAPTER 02
歯周病と糖尿病は慢性微小炎症がつなぐ

1 歯周治療は糖尿病を改善するのか？

　先程提示した歯周治療による改善例は症例報告でしたが，多人数を対象とした介入研究については，これまでさまざまな結果が報告されています．全体の傾向としては，改善効果（HbA1cの低下）があるとする報告が多いのですが，医学会で高い信頼度をもつJAMA誌上において，2013年に歯周治療によるHbA1c改善効果を否定する論文が発表されました[2]．

　エンゲブレットソン（Engebretson）らは，DPTT（Diabetes and Periodontal Therapy Trial：糖尿病と歯周病の治療トライアル）とよばれる研究を立案し，歯周病未治療の糖尿病患者（HbA1c 7％以上9％未満）514名を，コントロール群（n=257）と非外科的歯周治療群（n=257）の2群に分けて，フォローアップを実施しました．統計学的有意差は認められませんでしたが，半年後に歯周治療群のHbA1cが0.17％上昇し，コントロール群の＋0.11％と比較して悪化傾向が認められたため，研究は中断され「非外科的歯周治療はHbA1cを改善しなかった」と結論づけられています．

　本研究の結果と解釈については，2015年の日本内科学会雑誌上において，西村英紀氏（九州大学大学院歯学研究院教授）が内科医向けに発表された見解が参考になります[3]．その論点は下記のとおりです．

> ・DPTT研究における被験者の平均歯周ポケット長は3.3 mmと，軽度の歯周病患者を対象にしていたため，歯周治療の効果が認められにくかった．
> ・DPTT研究では治療群の平均BMIは34.7 kg/m^{2}であり，高度肥満に基づく炎症により，歯周炎がマスクされていた可能性がある．
> ・DPTT研究の治療効果は，歯周病の臨床パラメータのみで判定されており，血中の炎症マーカーが測定されていない．
> ・ヒロシマ・スタディの結果から，歯周治療によるHbA1c改善には，治療前の炎症状態が影響することがわかっている．

　どうして，歯周治療によるHbA1c改善効果に，研究によって差があるのか？　その理由は，最後に記されているヒロシマ・スタディの研究結果から推測することができます．

2 歯周治療は炎症の消退を通して糖尿病を改善する

　2013年に発表されたヒロシマ・スタディ[4]は，最初に523名の2型糖尿病を対象とし，434名に歯科受診を勧奨しています．うち236名（54％）が歯科を受診しましたが，198名（46％）は歯科を受診しませんでした．最終的には，歯科受診群の160名が歯周治療群，歯科未受診群の118名がコントロール群となり，3カ月間の観察研究が行われています（歯周治療群はさらに抗菌薬使用の有無により2群に細分化）（図3-5）．

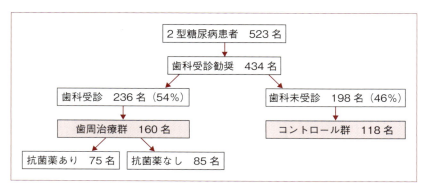

図3-5　ヒロシマ・スタディの研究対象[4]

　歯周治療群，コントロール群はさらにエントリー時のCRP値により，CRP高値群（0.05 mg/dL以上）およびCRP低値群（0.05 mg/dL未満）に分類されています．
　ちなみに，医師が肺炎などの感染症を心配しはじめるCRPのレベルは，およそ10 mg/dL以上です．感冒でも3 mg/dL前後まで上昇し，高度肥満でさえ1 mg/dLに達するため，ほとんどの医師は1 mg/dL未満のCRPは無視しています．現行の検査結果報告書において，CRPの基準値は「0.3 mg/dL以下」と記されていることが多いのですが，筆者の印象では，**歯周病を合併した糖尿病患者のCRPは0.3 mg/dL前後**です（表3-2）．
　それでは，ヒロシマ・スタディの結果を見てみましょう．表3-3に示したとおり，計6つの解析群において**HbA1cが有意に低下した群はCRP高値の治療群のみ**でした．CRP低値群（右側）では，抗菌薬の使用にかかわらず歯周治療を行っても有意なHbA1c改善が認められていない点が重要です．
　CRP高値群の平均CRP値は0.19 mg/dLですから，医師は無視するほど低レベルの炎症が，全身の糖代謝に影響を与えていたことがわかります．逆に，歯周病患者でもCRPが低値の場合は，歯周治療を施しても血糖値への影響は認められていません．
　以上より，従来の報告において，歯周治療によるHbA1c改善が認められないと結論づけられた研究は，その対象者が全身に及ぶ炎症を有していない，もしくは肥満により微弱な歯周病の炎症がマスクされていることが背景にあるものと推察されます．
　臨床経過において，HbA1cの改善とともにCRP値が低下していれば，歯周治療の効果を医科と歯科の双方が認識でき，患者さんもまた，歯科医院への定期通院の意味をCRP

歯周病と糖尿病は慢性微小炎症がつなぐ

表 3-2　CRP 値の見方（著者私見）

正常（清浄）	0.02 mg/dL 以下
歯周炎	0.3 mg/dL 前後
高度肥満	1 mg/dL 前後
感冒	3 mg/dL 前後
肺炎	10 mg/dL 以上

表 3-3　ヒロシマ・スタディにおける歯周治療介入前後の高感度 CRP と HbA1c の変化

	CRP 高値群（0.05 mg/dL 以上）				CRP 低値群（0.05 mg/dL 未満）			
	CRP (mg/dL)		HbA1c (%)		CRP (mg/dL)		HbA1c (%)	
治療群 抗菌薬あり	\multicolumn{4}{c}{n=42}				\multicolumn{4}{c}{n=38}			
	前	3 カ月後	前	3 カ月後	前	3 カ月後	前	3 カ月後
	0.19 ±0.22	0.06** ±0.03	7.4 ±1.2	6.9** ±0.9	0.02 ±0.01	0.03 ±0.02	6.9 ±1.4	6.9 ±1.5
治療群 抗菌薬なし	\multicolumn{4}{c}{n=33}				\multicolumn{4}{c}{n=47}			
	前	3 カ月後	前	3 カ月後	前	3 カ月後	前	3 カ月後
	0.18 ±0.19	0.09** ±0.09	7.4 ±1.2	7.1* ±1.0	0.02 ±0.01	0.04* ±0.04	7.0 ±1.0	6.9 ±0.9
未治療群	\multicolumn{4}{c}{n=62}				\multicolumn{4}{c}{n=56}			
	前	3 カ月後	前	3 カ月後	前	3 カ月後	前	3 カ月後
	0.22 ±0.20	0.21 ±0.22	7.2 ±1.0	7.1 ±1.0	0.03 ±0.01	0.03 ±0.02	6.8 ±0.9	6.8 ±1.0

** $p<0.001$
* $p<0.05$

（Munenaga Y et al., Improvement of glycated hemoglobin in Japanese subjects with type2 diabetes by resolution of periodontal inflammation using adjunct topical antibiotics: results from the Hiroshima Study, Diabetes Res Clin Pract, 100(1): 53, 2013. 改変）[4]

値の改善を通して理解できるため，今後は，**医科歯科連携を行う際に"患者の CRP 値を共有する"**視点が必要になってくるでしょう．

Dr.にしだのカンどころ！

歯周治療による血糖改善が期待できる場合

　糖尿病患者に対して歯周治療を行った際，全員の血糖値が改善するわけではないことに留意してください．全身に波及する炎症が存在しない患者さんの場合，歯周基本治療は HbA1c に影響を与えません．しかし，微小炎症が存在する場合，歯周治療は統計学的有意差をもって HbA1c を低下させることができます．糖尿病改善の観点から考えれば，体の中に微小炎症を抱えている患者さんこそ歯周治療のよい適応といえるでしょう．

CHAPTER 03

「歯周炎分類 2018」が語る 新しき歯科医療の姿

1 19年ぶりに改定された歯周炎分類

2018年6月，アムステルダムで開催された EuroPerio9[注1] において，欧州歯周病学会（EFP：European Federation of Periodontology）と米国歯周病学会（AAP：American Academy of Periodontology）は，19年ぶりに共同で新しい歯周炎分類を発表しました[5].

この新分類は，歯周炎患者を2つの視点から多次元的に捉えることを提唱しています．具体的には，"重症度"に基づくステージ分類と，"予後"に基づくグレード分類が新しく登場しました．その目的は以下のとおりです.

ステージ分類とグレード分類の目的

| ステージ分類 ➡ | 重症度と範囲に基づき分類する 複雑度を評価する |
| グレード分類 ➡ | 未来のリスクを推測する 全身との関連を考慮する |

（文献5より改変）

ステージ分類は，医科のがん診断で用いられているものを参考にして作成され，ステージ I，II，III，IVの順に重症度が上がります.

グレード分類は，歯周病の進行速度と未来のリスク，すなわち患者さんの予後を把握するために登場しています．目の前の患者さんの歯周炎は，今後急速に進行するのか？ それとも緩徐に進行することが予測されるのか？ その判断基準の1つに，**全身のリスク因子として"糖尿病"が明記された**のです（**表3-4**）.

表3-4 全身のリスク因子に基づいた歯周炎患者のグレード分類

全身のリスク因子	グレード A 緩徐な進行	グレード B 中等度の進行	グレード C 急速な進行
喫煙	なし	10本未満／日	10本以上／日
糖尿病 （HbA1c）	正常血糖 糖尿病の既往なし	糖尿病患者 HbA1c 7.0% 未満	糖尿病患者 HbA1c 7.0% 以上

（文献1より改変）

歯科の歯周炎分類に医科の血液検査項目（HbA1c）が登場したことは，画期的な出来事といえるでしょう．グレード分類の解説には "systemic monitoring and co-therapy with medical colleagues" と記されており[5]，これからの歯科医療は「口腔内だけでなく全身も

注1：ヨーロッパ各国の歯周病学会が持ち回りで3年に1回開催する学術大会.

視野に入れたうえで，**医科と共に患者さんの治療に向き合おう**」と，医科歯科連携の重要性が声高らかに説かれています．

2 なぜ歯周炎分類が "全身" に言及するようになったのか？

　筆者は，アムステルダムで発表された歯周炎新分類の内容に，心から感服するとともに，1 つの疑問を抱きました．「なぜ欧米の歯周病専門医達は，これほどまで全身に注意を払うようになったのか？」と．

　その理由の 1 つは，文献 5 の引用文献中に記されていました．ジェフコート（Jeffcoat）らが 2014 年に発表した研究ですが，米国の医療保険会社および歯科医療保険会社のデータベースを統合し，以下の選択基準に従い，患者データが抽出されました[6]．

- ・2005 年をベースラインに設定．
- ・少なくとも 1 年以上にわたり保険を継続．
- ・2005 年時点で慢性疾患（2 型糖尿病，冠動脈疾患，脳血管疾患，関節リウマチの 1 つ以上が該当）の診断を受けている患者，もしくは 2005 ～ 2009 年の間に 1 回以上の出産歴がある患者．
- ・2004 年の歯周治療受診歴なし．
- ・2005 年に歯周治療もしくはメインテナンスのため，1 回以上歯科を受診．

　研究対象が，**"歯周治療が新規に開始された慢性疾患患者もしくは妊婦"** である点がポイントになります．最終的には，338,891 名の患者が抽出され（年齢 48.7±10.9 歳，男性 55%），2 型糖尿病，冠動脈疾患，脳血管疾患，関節リウマチについては 2006 ～ 2009 年の年間あたり医療費と入院回数，妊娠についてはハイリスク管理と偶発症対処に要する追加医療費が解析されました[注2]．

　2005 年における歯科通院回数および 2007 年における入院回数の ROC（Receiver Operating Characteristics）曲線解析により，歯科通院回数のカットオフ値として "4 回" が選択され，約 34 万人の患者集団は「**1 年あたり歯科を 1 ～ 3 回受診した低頻度群と年 4 回以上受診した高頻度群**」にグループ化されています[注3]．

　最初に，妊婦に関する解析結果を見てみましょう（**図 3-6**）．歯科受診が低頻度であった群の追加医療費は $3,299 に達していましたが，高頻度に受診していた群は $866 と，前者の約 1/4 でした．ただし，歯周病と診断された妊婦のなかで，年 4 回以上歯科を受診

注 2：妊婦の対象者は，ICD–9 コード分類の V23（ハイリスク妊娠の管理）もしくは V22.2（偶発症への対処）が付与された症例に限定されています．

注 3：論文中では，前者をコントロール群（control group），後者を治療群（treatment group）と名づけていますが，誤解を招きやすいため，本書ではそれぞれ低頻度群，高頻度群としました．

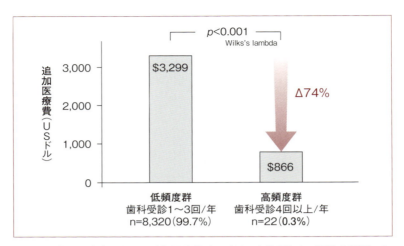

図 3-6　第一子出産における追加医療費（ハイリスク管理および偶発症対処）の比較[6]

した妊婦は全体のわずか 0.3% にすぎません．

　次に慢性疾患ですが，こちらは患者一人あたりの年間総医療費と，患者千人あたりの年間入院回数が検討されています．

　高頻度群と低頻度群を比較した場合，**総医療費は 2 型糖尿病で 40%，脳血管疾患で 41%，冠動脈疾患で 11% 有意に低値**でしたが，関節リウマチでは有意差を認めませんでした．**入院回数は 2 型糖尿病で 39%，脳血管疾患で 21%，冠動脈疾患で 29% 有意に少なく**，関節リウマチではやはり有意差を認めていません（図 3-7）．

　本研究の解釈には注意が必要な点もありますが，34 万人規模の入院回数の解析から，歯周病の年間あたり通院回数のカットオフ値は 4 回であることが明らかになった点は，きわめて意義深いと考えられます．

　年 4 回以上の歯科通院が，入院費用と入院回数の大幅な減少をもたらしうることを国民が知れば，積極的な歯科受診の動機づけにもつながることでしょう．

　ただし，米国においてですら，歯周病の診断を受けた後に年 4 回以上歯科に通院している患者は全体の 1% 程度にすぎない事実に着目する必要があります．

3　口腔の向こうに全身を見据える時代

　歯周炎の新分類に「全身への配慮」が登場した背景には，このような研究成果があったのです．

　高齢化した歯周病患者は，糖尿病や脳心血管疾患をはじめとする，何らかの慢性疾患を有しています．歯周治療を通じて，全身疾患の改善にもつながるのであれば，国民にとってこれほどの喜びはないでしょう．

CHAPTER 03 「歯周炎分類2018」が語る新しき歯科医療の姿

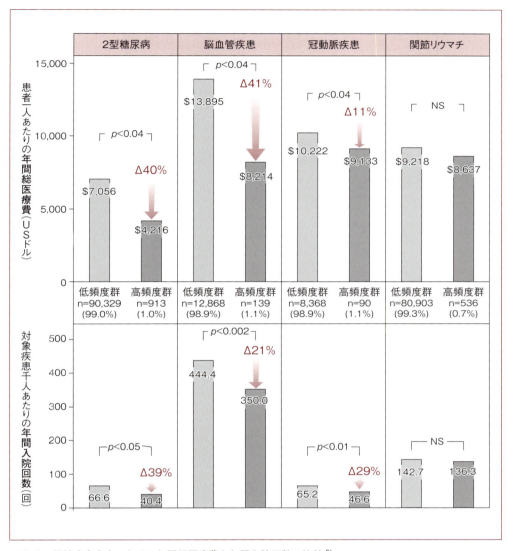

図3-7 慢性疾患患者における年間総医療費と年間入院回数の比較[6]

■ 参考文献

1) 山本為之：総義歯臼歯部人工歯の配列について（その2）～特に反対咬合について～. 補綴臨床, 5 (3)：395, 1972.
2) Engebretson SP et al., The effect of nonsurgical periodontal therapy on hemoglobin A1c levels in persons with type2 diabetes and chronic periodontitis: a randomized clinical trial, JAMA, 310（23）：2523, 2013.
3) 西村英紀：糖尿病の新たな合併症　4) 歯周病. 日本内科学会雑誌, 104（9）：1907, 2015.
4) Munenaga Y et al., Improvement of glycated hemoglobin in Japanese subjects with type2 diabetes by resolution of periodontal inflammation using adjunct topical antibiotics: results from the Hiroshima Study, Diabetes Res Clin Pract, 100（1）：53, 2013.
5) Tonetti MS et al., Staging and grading of periodontitis: Framework and proposal of a new classification and case definition. J Clin Periodontol, 45(suppl 20): S149-S161, 2018.
6) Jeffcoat MK et al., Impact of periodontal therapy on general health: evidence from insurance data for five systemic conditions. Am J Prev Med, 47(2):166-174, 2014.
7) 西田 亙：内科医から伝えたい歯科医院に知ってほしい糖尿病のこと その2. 医歯薬出版, 東京, 2019.

第 III 編　炎症でつながる歯周病と糖尿病

Dr.にしだのカンどころ！

医科歯科連携推進のために「診療情報連携共有料」が登場

　口腔と全身をつなぐ視点は，実は診療報酬にも反映され始めています．平成30（2018）年度の診療報酬改定において，『診療情報連携共有料』とよばれる新たな診療報酬が，歯科診療報酬点数表と医科診療報酬点数表に同時に収載されました[7]．

　診療情報連携共有料のポイントをまとめます．

- 慢性疾患患者について，歯科から医科に照会すること
- 照会の内容は検査結果および投薬内容など
- 照会した歯科，および返答した医科の双方に120点を与える
- 必要があれば，照会は3カ月に1回行うことができる

　歯科に通院している慢性疾患患者（代表は糖尿病）の血液検査結果や処方内容を，積極的に医科に問いかけるよう，厚生労働省は診療報酬を手厚くすることで，歯科に促しているのです．

　歴史的な誕生を果たした診療情報連携共有料ですが，運用されなければ意味がありません．大切なことは「歯科から医科への照会をきっかけ」として連携が回り始める点と，「受け手となる医科側が知らなければ連携は頓挫してしまう」という，この2点です．しかし残念なことにいまだに診療情報連携供有料を知らない医師や歯科医師が多数を占めています．是非とも保健指導者の立場からも，この素晴らしい連携の仕組みを地域に啓発して頂ければと思います．

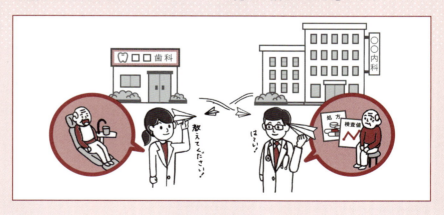

第 IV 編

歯の喪失が寝たきりと早死をもたらす

第IV編 歯の喪失が寝たきりと早死をもたらす

　厚生労働省が実施している歯科疾患実態調査によれば，調査のたびに日本人の喪失歯数は減少しており，平成28（2016）年には初めて8020達成者率が5割を超えたことが大きく報道されました．

　しかし，内科医の私の目から見ても，糖尿病外来を受診する患者さんの口腔内状況が，平成という元号の間に劇的に改善していたとは，とても思えません．はたして，日本国民の口腔の実態は，どうなっているのか？

　本編では，その真実の姿を探ってみましょう．

1 8020達成者率は本当に5割を超えたのか？

　昭和62（1987）年の歯科疾患実態調査によれば，歯数の平均は，70〜74歳で7.8本，75〜79歳で5.5本，80歳以上はわずかに4.0本でした．

　このような状況から，平成元（1989）年，厚生省（現・厚生労働省）と日本歯科医師会は「80歳になっても20本以上自分の歯を保とう」という「8020（ハチマルニイマル）運動」を提唱しました．当時の厚生省は咀嚼能力の観点から，下記のように20本の歯を残すべきと考えたのです[1]．

> 「残存歯数が約20本あれば食品の咀嚼が容易であるとされており，例えば日本人の平均寿命である80歳で20本の歯を残すという，いわゆる8020運動を目標の1つとして設定するのが適切ではないかと考えられる.」

　8020運動の誕生から28年が経過した，2017年6月，厚生労働省は平成28年歯科疾患実態調査結果を報道各社に向けて公開しました[2]．プレスリリースの冒頭では「8020達成者は2人に1人以上で過去最高（達成率51.2%）」となったことが，宣言されています．当時のTVニュースや新聞は，この発表に基づき「8020を達成した人が初めて5割を超えました！」と，こぞって報道したものです．

　はたして，本当に日本人の8020達成率は5割を超えたのでしょうか？　まずは，この事実を検証することから始めましょう．

　厚生労働省の歯科疾患実態調査ホームページ[3]では，平成11（1999）年から平成28（2016）年までの調査結果報告書が掲載されていますが，このうちデータの一部がインターネット上で公開されているのは，平成17（2005）年，平成23（2011）年，平成28（2016）年の3回分のみです（平成31年3月時点）．

　これらのデータの中から，8020達成者率に関連する項目を整理したものが，**表4-1**です．

　8020達成者率というのは，本来は，「80歳で現在歯が20本以上である者の割合」と定義されるはずです．実際，厚生労働省は平成28年歯科疾患実態調査報道資料中において「80歳で20本以上の歯を有する者の割合」と記載しています．

ところが，平成23（2011）年までの調査では解析時の"年齢階級が5歳間隔"であったため，75～79歳および80～84歳，それぞれの年齢階級における20歯以上達成者率しか，データがありませんでした．

表4-1　歯科疾患実態調査における8020達成者率の推移

調査実施年	年齢階級（歳）	n	現在歯数 （平均 ± 標準偏差）	現在歯20本以上の割合（％）	
平成17年 （2005年）	75～79	321	10.7±10.0	27.1	24.1
	80～84	171	8.9±9.8	21.1	
平成23年 （2011年）	75～79	340	15.6±9.6	47.6	38.3
	80～84	225	12.2±9.9	28.9	
平成28年 （2016年）	75～79	319	18.0±9.4	56.1	50.2
	80～84	224	15.3±10.2	44.2	
				年齢階級別	2階級の 単純平均

（文献4, 5, 6より作成）

Dr.にしだのカンどころ！

永久歯の歯数

　永久歯は第三大臼歯（智歯，親知らず）まで含めると全部で「32本」，第三大臼歯を除けば「28本」あります．上下の歯並びは歯列と呼ばれ，前方から後方に向かい番号（歯番）が振られています（図）．なお，歯が1本も残っていない状態を無歯顎といいます．

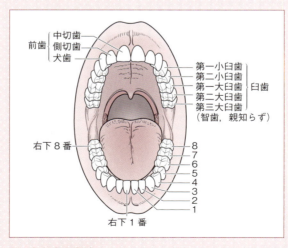

図　永久歯の歯列
中切歯から第三大臼歯に向かい，1～8の番号が振られており，"右下1番"，"右下8番"などと呼称される．

第IV編　歯の喪失が寝たきりと早死をもたらす

　このため，厚生労働省は"2つの年齢階級の単純平均をとった値を8020達成者率"と解釈したのです．例えば平成17（2005）年調査の場合，75〜79歳が27.1％，80〜84歳が21.1％ですから，この2つを足して2で割った値，すなわち24.1％を8020達成者率として発表しています．

　ここで，**表4-1**の"現在歯数の標準偏差"に着目しておいてください．平成17（2005）から平成28（2016）年にかけて，現在歯数の平均は確かに増加傾向にありますが，標準偏差は10前後でほぼ変化がありません．平均値10〜18に対して標準偏差が10ということは，**現在歯数の分布に非常に大きなバラツキがある**ことを意味していますが，その理由は後ほど明らかになります（**図4-12**参照）．

　なお，平成28（2016）年における2階級の単純平均値は50.2％でしたが，先程の厚生労働省発表では51.2％と記載されていました．なぜでしょうか？

　実は，平成28（2016）年調査からは，新しく"現在歯数の頻度分布"というデータが登場したのです[7]．年齢と現在歯数の階級が，それぞれ1歳間隔，1歯間隔となったおかげで，より詳細な解析が可能になりました．このデータに基づき，75〜84歳まで1歳間隔で現在歯20本以上の者の割合を算出した値をグラフ化したものが**図4-1**です．

　驚いたことに，80歳の達成者率は「45.5％」でした．厚生労働省が主張する5割には，とても達していません．そして，75〜84歳までの達成者率の平均値をとると，先程の

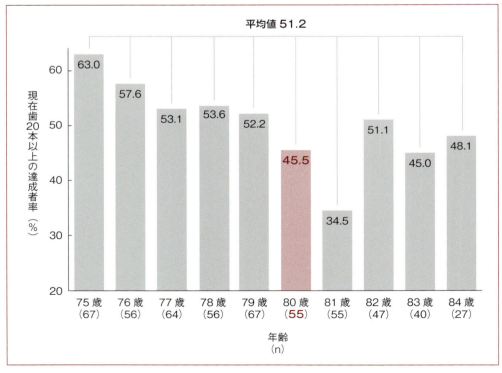

図4-1　75〜84歳まで各年齢における現在歯20本以上の達成者率　　（文献7より作成）

「51.2%」になるのです．

つまり，「真の8020達成者率は45.5%」であったにもかかわらず，厚生労働省は最も高い数値が出る計算方法により，『2人に1人以上』という悲願を達成したのです．この点は厚生労働省も認めており，資料をよく読むと「8020達成者は，75歳以上85歳未満の数値から推計」と断り書きをしています[2]．

計算方法の是非は別としても，さらに大きな問題は調査実施者の人数です．平成28（2016）年歯科疾患実態調査において，**実際に調査された80歳の人数は総勢55名**でした．しかも，この55名は自分の足で健診会場に来場できるほど，元気な方々と推測されます．入院中，介護施設入所中，自宅で寝たきりの状況にある80歳は，調査対象から外れていることでしょう．80歳の中でも健康度の高い55名の口腔から，日本全国の8020達成者率を論じることには明らかに無理があります．

Dr.にしだのカンどころ！

原典回帰

筆者がこの問題に気づいたのは，厚生労働省が平成28年歯科疾患実態調査のホームページに掲載していた下図のグラフがきっかけでした．奇妙なことに，"8020達成率51.2%" の下には，矢印が2つ書かれていたのです．しかも，その左側は75～79歳の年齢階級をさしています．80～84歳はまだわかるにしても，一体なぜ70代後半の年齢階級が含まれているのか？　この疑問が，公開されているデータの解析につながり，事実が浮かび上がったのです．学術論文もそうですが，何事も原典に当たることが大切です．

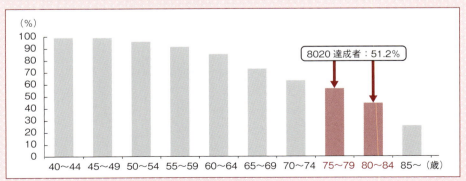

図　歯の状況（20本以上の歯が残っている人の割合）

（厚生労働省ホームページ：https://www.mhlw.go.jp/toukei/list/62-28.html より改変）

2　8020データバンク調査が明らかにした日本人の口腔の真実

　調査対象者数の少なさについては，8020運動が始まった当初から問題視されていました．8020運動の根拠となった歯科疾患実態調査における80歳の調査対象者は，わずか37名であったため，平成9（1997）年から厚生科学研究費を活用した，より大規模で偏りの少ない全国的な「8020データバンク調査」が実施されることになったのです[8]．

　調査は，対象地域内に住民票がある80歳（当時の大正6年生まれのみ）全員を対象とした"悉皆調査（全数調査）"であり，来場可能者は会場での健康診査，寝たきり・入院・入所者は訪問健康診査が実施されることになりました(注1)．

　さらに調査対象地域は，日本の気候風土を考慮した結果，東西南北に区分し(注2)，大学歯学部，内科健康診査機関，歯科医師会，市町村，県（保健所）などの協力が得られる地域から候補が選ばれています．

1　岩手県から始まった8020データバンク調査

　1997年，まず最初に諸条件において最適であった岩手県が選定されました[9]．県内全域を対象とすると，膨大な経費が必要になるため，盛岡保健所管内11市町村のうち，協力が得られた9市町村（図4-2）に在住する，「80歳全員の944人」が調査対象とされました．

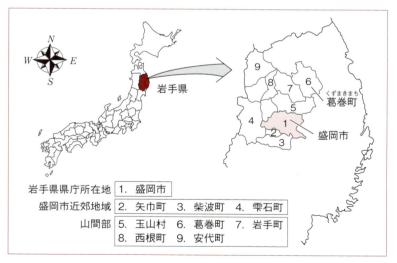

岩手県県庁所在地　1. 盛岡市
盛岡市近郊地域　2. 矢巾町　3. 柴波町　4. 雫石町
山間部　5. 玉山村　6. 葛巻町　7. 岩手町
　　　　8. 西根町　9. 安代町

図4-2　岩手県の8020データバンク調査対象地域[9]

注1：会場での健診に加え，寝たきり・入院・入所者への訪問健康診査が実施されている点に注目してください．
注2：一般的な調査では，会場は県庁所在地など市街地のみで開催されますが，8020データバンク調査では，歯科医院も存在しないような山間部も選ばれ，健診隊は片道数時間以上をかけて，現地まで赴いたそうです．

表4-2 岩手県9市町村に在住する80歳の口腔状況

		対象者数（人）	受診率（％）	平均残存歯数（本）	8020達成者率（％）	無歯顎者率（％）
	1. 盛岡市青山地区	101	70.3	8.0	15.5	44.8
	2. 矢巾町	98	90.8	5.5	1.4	47.9
	3. 紫波町	170	94.1	5.6	7.3	44.7
	4. 雫石町	115	82.6	6.2	11.5	52.6
山間部	5. 玉山村	83	91.6	4.6	8.9	55.4
	6. 葛巻町	84	92.8	1.0	1.4	88.6
	7. 岩手町	104	81.7	2.9	5.4	68.9
	8. 西根町	117	78.6	4.1	2.7	52.0
	9. 安代町	72	93.0	3.5	5.1	67.8
	全体	944	86.1	4.6	6.5	57.1

（文献9より作成）

9市町村は，大きく①盛岡市，②盛岡市近郊，③山間部の3地域に分けられ，**全体の受診率は86.1％**（70.3～94.1）(注3)，平均残存歯数は4.6本，8020達成者率は6.5％，**無歯顎者率は57.1％**でした（**表4-2**）．

表4-2をみると，**山間部の地域において残存歯数が少なく，無歯顎者率が高い傾向がある**ことがわかります．なかでも，**町の四方を山に囲まれた葛巻町は無歯顎者率が88.6％にも達していた**のです．

報告書の中には，歯科医師が非常に少ない地域においては，いざというときに歯科治療を受けられないため，本来は保存可能な歯であっても，積極的に抜歯する治療風土があったのではないかという一文が，ひっそりと記されています．

Dr.にしだのカンどころ！

風化させてはいけない8020データバンク調査

8020データバンク調査は，日本の歯科界が世界に誇るべき疫学調査の1つです．なかでも，岩手県における最初の"悉皆調査"に関わった健診隊の御苦労は，想像を絶するものがあったと思います．行政や諸機関との調整，片道数時間以上をかけた山奥への移動，住民への説明，そして健診会場に来られなかった住民に対する追跡調査‥‥．こうした血の滲むような努力があって初めて，86.1％という驚異的な受診率が生まれ，学術的に信頼できる事実が初めて明らかになったのです．

注3：一般的に，信頼できる検診結果を得るためには，受診率80％以上が必要といわれていますので，岩手県における調査はきわめて信頼度の高いものです．

第IV編　歯の喪失が寝たきりと早死をもたらす

2　80歳の2人に1人が"無歯顎者"という事実

　岩手県での調査結果を踏まえ，続いて福岡県（9市区町村），愛知県（5市町）の順で8020データバンク調査が実施されました[10]．全調査対象者数は2,755人，うち健診受診者数は1,962人（健診会場1,650人，訪問312人）であり，**3県全体の受診率は71.2%**でした．

　現在歯数の平均は6本，8020達成者率は10%，無歯顎者率は46%であり，度数分布表でみると，「異様なまでに無歯顎者が突出した分布」であることがわかります（**図4-3**）．繰り返しますが，8020データバンク調査は平成9（1997）年に実施された調査です．昭和や大正という，遠い昔のことではないのです．20世紀の終わりにおいても**80歳の2人に1人は無歯顎者**であったという事実から，私たちは目を背けてはならないでしょう．

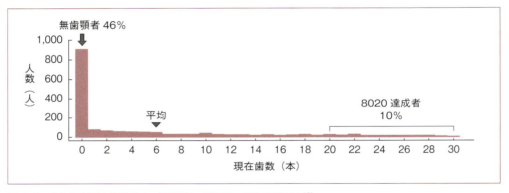

図4-3　80歳の現在歯数分布（岩手県，福岡県，愛知県調査）[10]

Dr.にしだのカンどころ！

代表値を読み解こう！

　統計学では，集団の中心的傾向を示す指標を"代表値"とよびます．例えば，母集団が左右対称の釣り鐘型分布を示す場合，平均値は代表値になります．しかし，図4-3のように極端に片方に偏った分布の場合，平均値では全体像が見えないため，最頻値が代表値となります．80歳以上の現在歯数を論じる際には，最頻値，すなわち無歯顎者数に注意を払わなければなりません．

3 咬合支持域と咀嚼能力

8020データバンク調査は歯数だけでなく，咀嚼能力についても詳細な調査を行っています．その結果を解釈するうえで必要になる，「咬合支持域の概念」を勉強しておきましょう．

1 咬合支持域に基づくアイヒナー指数

1955年，ドイツ人のアイヒナー（Eichner）は咀嚼にかかわる咬み合わせの観点から，残存している歯列の分類法を提唱しました（アイヒナー分類）[11]．歯は上下の相対する歯が対合接触することにより，咬合力を生み出します．アイヒナーは，数ある咬合のなかでも，第一・第二小臼歯4本の対合と，第一・第二大臼歯4本の対合により生まれる咬合を重要視し，前者を**小臼歯咬合支持域**，後者を**大臼歯咬合支持域**としています（**図4-4**）．

合計4カ所の咬合支持域の状態に基づき，「4つの咬合支持域をすべて有するグループA」，「一部の咬合支持域に欠損を認めるグループB」，「すべての咬合支持域を失ったグループC」の3つに大分類し，それぞれはさらに細分化され，アイヒナー指数が決定されます（**図4-5**）．

2 残存歯が20本でも7割が2つ以上の咬合支持域を喪失

Yoshinoらは，60歳の日本人1,549名の現在歯数とアイヒナー分類の関係を解析していますが，その結果は大変興味深いものになっています[12]（**図4-6**）．

現在歯数20本のデータに着目すると，4つの咬合支持域を有するグループA，1〜4カ所の咬合支持域を失ったグループBすべて（B1〜B4）が出現していることがわかります．**20本の歯を持っていたとしても，4つの咬合支持域を保持している人はわずか1割であり，7割の人はすでに2つ以上の咬合支持域を失っている**のです．

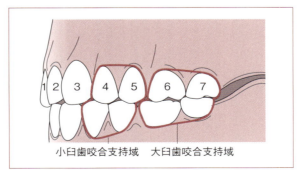

図4-4 アイヒナー分類における4カ所の咬合支持域
左右の小臼歯咬合支持域および大臼歯咬合支持域から構成される．

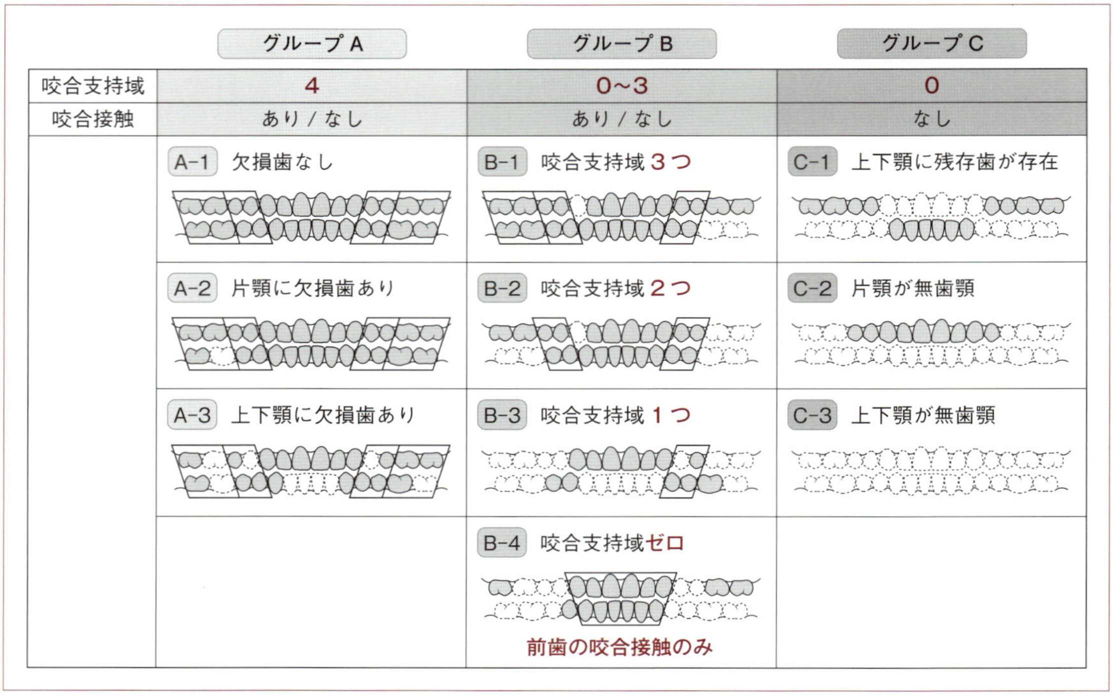

第IV編　歯の喪失が寝たきりと早死をもたらす

咬合支持域	グループA 4	グループB 0～3	グループC 0
咬合接触	あり / なし	あり / なし	なし
	A-1　欠損歯なし	B-1　咬合支持域3つ	C-1　上下顎に残存歯が存在
	A-2　片顎に欠損歯あり	B-2　咬合支持域2つ	C-2　片顎が無歯顎
	A-3　上下顎に欠損歯あり	B-3　咬合支持域1つ	C-3　上下顎が無歯顎
		B-4　咬合支持域ゼロ 前歯の咬合接触のみ	

図 4-5　アイヒナー分類
咬合支持域の数に注目.

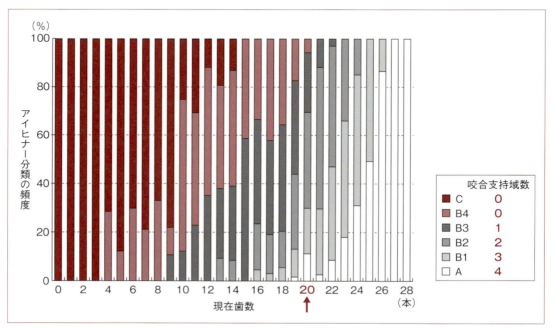

図 4-6　60歳日本人の現在歯数別にみたアイヒナー分類の出現頻度 [12]
20本の歯が残っていたとしても，咬合支持域の数は4つからゼロまでと幅広い点に注意.

Dr.にしだのカンどころ！

歯の本数よりも咬み合わせ

アイヒナー分類の出現頻度は，現在歯数という指標のみで口腔状況を判断することの危険性を教えています．しかし，国民も医科も『歯の本数』には興味はあっても，『咬み合わせ』のことなど眼中にありません．これからは，保健指導現場から4つの咬み合わせの重要性を広く啓発していくべきでしょう．

3 山本式咬度表による咀嚼能力の評価

それでは以上の知識をもとに，調査の結果を紐解いていきましょう．8020データバンク調査では，「15品目の食品をすべてかめるかどうか」で，咀嚼能力を評価しています（図4-7）[13]．食品のリストは，総義歯評価のために作成された"山本式咬度表（山本式総義歯咀嚼能率判定表）"（p.68）[14] から，選ばれました．

15食品が，硬いものから軟らかいものの順に並んでおり，1番ピーナッツ，2番古たくあん，3番堅焼きせんべい，最後は13番ごはん，14番まぐろの刺身，15番うなぎ蒲焼きで終わります．

図4-8は，15食品別にみた咀嚼能力です．ごはんはほぼ全員（99％）がかめますが，いかの刺身ですでに2割がかめなくなり，貝柱のひものやするめいかがかめる人は，4割程度に留まっていることがわかります．**全食品が咀嚼できた者の割合はわずか24％**でした[15]．

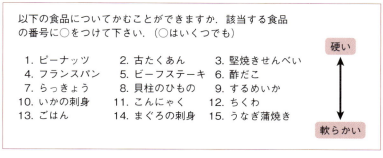

図4-7 咀嚼能力の評価アンケート [13]

第IV編　歯の喪失が寝たきりと早死をもたらす

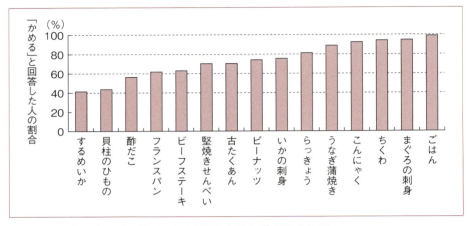

図 4-8　15 食品別にみた「かめる」と回答した割合[15]（80 歳対象）

Dr.にしだのカンどころ！

山本式咬度表を共通言語に！

医科歯科連携を推進するうえでは何が必要なのか？　この議論でよく話題になるのは『共通言語の構築』です．医科も歯科も，専門外のことに関しては一般市民と大して変わりません．ですから，極力わかりやすい言葉とイメージで，お互いの専門知識を共有する必要があるのです．その意味において，この山本式咬度表は医科だけでなく，国民にも理解が容易な，理想的共通言語といえるでしょう．

4　4 つの咬合支持域が高い咀嚼能力を生む

「全食品が咀嚼できたかどうか」を目的変数とし，現在歯数もしくはアイヒナー指数を説明変数としてロジスティック回帰分析を行ったところ，興味深い結果が明らかになっています（**図 4-9**）[15]．

まず，現在歯数でみますと，咀嚼できる割合が有意に増加するのは 20 本以上の集団であり，そのオッズ比は 4.3 倍でした．これに対して，アイヒナー指数はグループ C から A に進むにつれオッズ比は有意に上昇し，欠損歯のない A1 では無歯顎に対して 12.7 倍も高かったのです．この事実は，**現在歯数よりも咬合支持域の状態のほうが，より鋭敏な咀嚼能力の指標である可能性**を示唆しています．

最後に，咀嚼能力と全身状態の解析結果について，一部をご紹介します．8020 データバンク調査では，さまざまな体力測定が行われていますが，開眼片足立ち[注1]と咀嚼能

注 1：一般的な体力測定では，閉眼時の片足立ちが用いられますが，8020 データバンク調査では転倒の危険性を考慮し，開眼状態で実施されました．

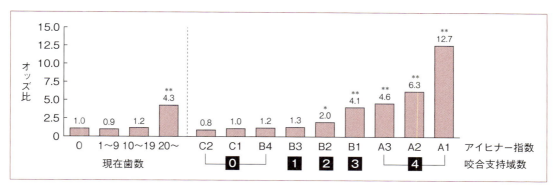

図 4-9　現在歯数とアイヒナー指数が咀嚼能力に与える影響　　　　　　　　　　　　　（文献 15 より改変）

目的変数を「全 15 食品を咀嚼できる＝ 1，咀嚼できない食品がある＝ 0」としたロジスティック回帰分析（対象 80 歳 2,415 人），基準値は残存歯数ゼロの無歯顎者，他の説明変数は性，健診場所，定期的運動，口腔内不快感，唾液分泌，補綴必要度．＊ $p<0.01$，＊＊ $p<0.001$

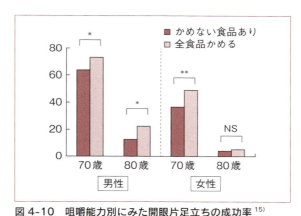

図 4-10　咀嚼能力別にみた開眼片足立ちの成功率[15]

開眼状態で 40 秒以上片足立ちを持続できた時に成功と判定．70 歳の対象者は新潟県で実施された比較調査のデータ（600 人）．＊ $p<0.05$，＊＊ $p<0.001$

力の間に有意な関連が認められています（**図 4-10**）．

　80 歳女性以外の集団すべてにおいて，全食品を咀嚼できる群の成功率が，咀嚼できない群に比べて有意に勝っていました．咀嚼能力は，体幹のバランス維持に関与していることから，残存歯や咬合支持域をできるだけ多く保つことが，高齢者の転倒防止につながるものと考えられます．

5 無歯顎の顎骨イメージを国民に伝える

　図4-11は，私が市民公開講座で必ず提示するスライドです．このスライドを示しながら，私は市民に次のように語りかけます．

　皆さん，ここに並んでいるのは2つのしゃれこうべです．左側はよく見る骸骨ですね．歯が28本並んで，顎もシッカリしています．ところが，右側はいかがでしょうか？　いつも見ている骸骨とはまったく違いますよね．何が違うのでしょうか？　ひとつは歯が1本もないこと，もうひとつはペランペランに薄くなった顎の骨です．ボクシングでは"ガラスの顎"という言葉を使いますが，まさにその表現がぴったりな，か細く弱々しい顎をしています．なぜ，こんなことになったのでしょうか？　それは，"顎のご主人様である歯"をすべて失ってしまったからなのです．私たちの顎は，歯を支えるための土台です．そのために，しっかりとした厚みをもっているのです．でも…歯をすべて失ってしまうと，顎はもはや厚い必要はありません．寝たきりになると，すぐに筋肉が落ちてしまうように，顎の骨も歯がなくなると，次第に痩せ衰えてしまうのです．

　このように，歯を失うことは顎を失うことを意味しています．かけがえのない顎を失わないためにも，日頃から歯を慈しみ，大切に手入れしておかなければなりませんね．

　無歯顎は，"歯がない顎"ではありません．「**歯がなくなると顎がなくなる**」こと，そして「**咬み合わせを失うことは転倒に直結して，寝たきりまっしぐらになる**」ことを，国民に伝えなければなりません．
　そのためには難しい言葉を使わず，子どもでもわかる言葉とイメージで目に浮かぶように伝えることが，大切なのです．

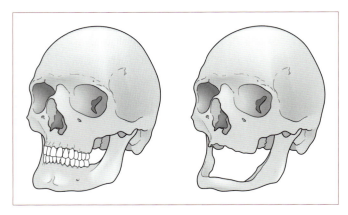

図4-11　28歯（左）と無歯顎（右）の頭蓋骨
支えるべき歯を失った顎骨はこのように痩せ細り，体幹のバランスにも影響する．

4 なぜ日本人は歯を失い続けるのか？

1 世代別にみた日本人の歯の状況

8020データバンク調査は80歳に限定した調査でしたが，歯科疾患実態調査から，世代別の歯の状況を検討してみましょう[注1]．

平成28（2016）年の"現在歯数の頻度分布，性・年齢階級別（5歳以上・永久歯）"[16]から，年代別の歯数度数分布表を作成したものが図4-12です．

30代では，現在歯数および中央値はともに28本であり，全員が20歯以上を有し，無歯顎者は存在しません．40代になると現在歯数と中央値はまだ28本ですが，20歯未満の割合が1%となります．50代では現在歯数が26本に減少し，20歯未満の割合は7%に上昇．60代では現在歯数がさらに23本まで減少し，無歯顎者が2%と目立ちはじめます．70代になると，現在歯数は19本となり中央値は22本，20歯以上を保持する割合は一気に60%まで下がり，無歯顎者は7%に跳ね上がります．80歳以上になると，現在歯数14本，中央値14本，20歯以上を保持する者はもはや4割弱となり，無歯顎者は全体

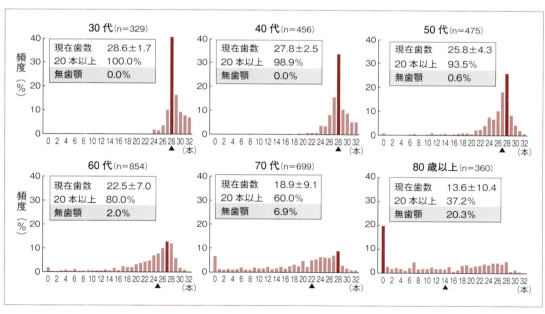

図4-12　年代別にみた現在歯数の度数分布表　　　　　　　　　　　　　　　（文献16より作成）
上段：現在歯数の平均値±標準偏差，中段：20本以上を有する者の割合，下段：無歯顎者の割合，▲は中央値をさす．濃色バーは最頻値を示す．

注1：すでに述べてきたとおり，8020データバンク調査は8割近い受診率を誇るため，その結果は十分信頼に足るものですが，歯科疾患実態調査は調査実施者数が少ないため，その解釈にあたってはバイアスに対する注意が必要であることを念頭においておきましょう．

の2割を占めるに至ります．

20年前に実施された8020データバンク調査と同じく，**平成28（2016）年においても，80歳以上で最多を占めるのは無歯顎者**なのです．歯科疾患実態調査の問題を考慮すれば[17]，実際の無歯顎者率は3割を超えるのではないかと思われます．

年代別推移のなかで，注目すべきは最頻値です（**図4-12**，濃色バー）．30〜50代までの最頻値は28本ですが，80代以降の最頻値は0本へと一気に変化しています．この度数分布表を見れば，**日本人の歯が50代以降に雪崩のように抜けていく様子**は明らかです．

また，現在歯数や8020達成者率という指標では，無歯顎者や少数歯者の存在は全く見えてこない点に注意しましょう．

Dr.にしだのカンどころ！

口腔の真の姿を国民に伝える

「8020達成率が初めて5割を超えました！」と聞いて，危機感が募る国民は果たしているでしょうか？「それなら，今のまま歯医者さんには行かずに，自宅で歯磨きを続けていたらいいや…」と誤解している国民が，ほとんどでしょう．図4-12が，今を生きる日本人の口腔の真の姿であり，80歳以上の高齢者を襲っている『少数歯の悲劇』こそ，私たちが伝えるべき事実ではないでしょうか．

5 日本の歯科医師が明らかにした口腔と全身のかかわり

ここまで紹介してきた8020データバンク調査や歯科疾患実態調査は，いずれもある一時点における"横断研究"であるため，原因と結果の因果関係を論じることには限界があります．口腔の状態が全身に及ぼす影響を検討するためには，"前向きコホート研究"が必要になります．ただし，大規模な前向きコホート研究は健診と追跡調査に，膨大な費用と労力を必要とするため，口腔と全身の関連解析を主目的とする前向きコホート研究は，これまで国内外で報告がありませんでした．

ここでは，日本の歯科医師が自らを被験者として実施した，大規模前向きコホート研究の結果をご紹介します．

1 レモネード・スタディの誕生

「口腔状態が良好であれば寿命が長く，重大な疾病への罹患も少ない」この仮説を検証するために，日本の歯科医師自らが参加する前向き研究，**レモネード・スタディ**（LEM-

ONADE study: Longituidinal Evaluation of Multi-phasic, Odontological and Nutritional Association in Dentists; 歯科医師を対象とした歯と全身の健康，栄養との関連に関する研究）が誕生しました[18, 19].

　死亡や全身疾患の発生頻度は低いため，前向きコホート研究で口腔と全身の因果関係を明らかにするためには，1万人規模の集団を10年近くにわたり追跡調査する必要があります．しかし，地域住民を対象とした場合，口腔診査のために莫大な費用が必要となり，追跡調査も容易ではありません．この点，歯科医師であれば自記式問診票のみで正確な口腔衛生状況を調査できますし，歯科医師会事務局を通して歯科医師共済制度などを利用すれば，研究参加者の死亡や疾病罹患状況を把握することも可能です．

　このような背景から本研究は，全国の都道府県歯科医師会と名古屋大学大学院医学系研究科予防医学講座が中心となり，公益財団法人8020推進財団と厚生労働科学研究班の協力を得て，実施されました．研究は，①アンケート調査による口腔状態や生活習慣などの調査，②死亡・疾患罹患状況の追跡調査，この2段階で行われました．

　最初に，歯科医師健康白書アンケート（A4版10ページ）（**図4-13**）[20]を全国の都道府県歯科医師会に配布し，回収されたアンケート結果からベースライン調査を完了しています．

　ベースライン調査は2001年2月に愛知県歯科医師会でスタート．その後2006年7月まで，6年をかけて全国で実施され，**最終的な調査参加者は21,272名（有効回答率36.2%）**でした[21]．その数は，**当時の日本歯科医師会会員の1/3**に達しています．なお，21,272名の参加者のうち，がんや脳卒中の既往がある者（1,311名），不十分な追跡情報（12名），1年未満の追跡期間（72名），喪失歯数の記載漏れがあった者（102名），計1,497名は除外され，最終的に19,775名が解析対象となりました[21] (注1)．

　追跡調査は，調査参加歯科医師の書面による同意を得たうえで，歯科医師共済制度などを通じて都道府県歯科医師会に提出される死亡診断書の写しと診断書などを利用して行われました（調査票は整理番号で秘匿化）．2014年6月まで，**平均9.6年の追跡期間中に1,086名の死亡（5.5%）**が確認されています[23]．

図4-13　「歯科医師健康白書」アンケートの内容

- 年齢
- 歯科医師従事歴
- 既往歴
- 家族歴
- 口腔衛生状態（喪失歯数，歯周の状態，口腔関連QOLなど）
- アイヒナー分類に準じた咬合支持域数（31県歯科医師会の11,421名）[22]
- 喫煙・飲酒習慣
- 食習慣（食物摂取頻度調査）
- 運動習慣
- 睡眠週間
- 心理要因など

注1：以後提示する調査結果は，解析方法，解析時期などにより，分析対象者数が異なる場合があります．

第IV編　歯の喪失が寝たきりと早死をもたらす

2 ベースライン調査から明らかになった歯科医師の実態

当初の参加登録者，21,720名（性・年齢不詳例を除外，女性は8.0%）の年齢は52.3±12.3歳，その年齢階級別分布は45歳前後がピークになっています（図4-14）[20]．

レモネード・スタディでは，口腔の状態だけでなく，食習慣や生活習慣まで詳細なアンケート調査が実施されています．この中に，"歯科医師の口腔清掃習慣"を尋ねた項目があるのですが，その結果は意外なものになっています（図4-15）[23]．

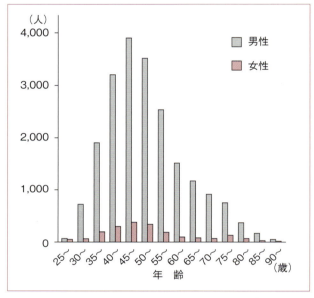

図4-14　調査対象歯科医師の性・年齢階級別分布 [20]

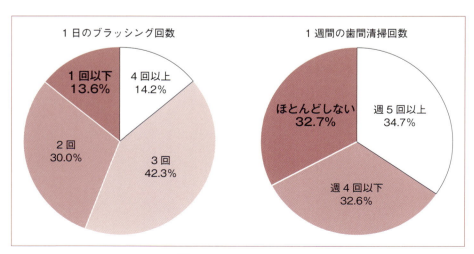

図4-15　歯科医師の口腔清掃習慣 [23]

94

歯科医師であるにもかかわらず，**ブラッシング回数「1日1回以下」が13.6％**，**歯間清掃に至っては「ほとんどしない」が32.7％** も占めていたのですが，この習慣は10年後に，驚くべき影響を生み出します．

Dr.にしだのカンどころ！

自虐ネタを披露する

私の市民公開講座で最も盛り上がる話題の1つが自虐ネタです．「かつては1日1回3秒しか歯を磨かなかったメタボの権化が，正しい歯磨きに目覚めたとき，一体どんな変化が体に生まれたと思いますか？」と聴衆に語りかけるのです．人は皆，他人の失敗談に興味津々です．そして，努力によって失敗を乗り越えた物語は，人の心を動かします．レモネード・スタディは歯科医師2万人が体を張って成し遂げた，歯科医師自身による物語です．「蓋を開けたら，歯科医師の口腔ケアは思いの外，貧相だった…」というのは，少々情けないお話ではありますが，だからこそ国民の共感を呼び，説得力をもつのです．

口腔清掃習慣と関連すると思われる，ベースライン調査完了時点でのデータを2つご紹介しましょう．1つは，平均喪失歯数です（図4-16）．

性別，年齢階級別に喪失した歯数の平均を度数分布でみたものですが，年齢を重ねると

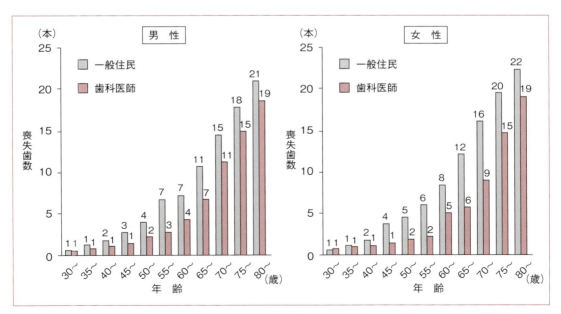

図4-16　歯科医師の平均喪失歯数　（左）男性，（右）女性[20]
■：一般住民（平成11年歯科疾患実態調査），■：レモネード・スタディに参加した歯科医師

第IV編　歯の喪失が寝たきりと早死をもたらす

表4-3　喪失歯数群別にみた推定栄養摂取量[20]

栄養素	喪失歯数				trend p
	0〜4 (n=15,948)	5〜14 (n=2,216)	15〜24 (n=672)	25〜28 (n=716)	
蛋白質（g）↓	73.6	72.4	72.4	71.7	<0.001
脂　質（g）↓	55.5	54.6	54.0	53.7	<0.001
炭水化物（g）⇧	256.0	257.1	259.5	266.0	<0.001
カルシウム（mg）↓	603	586	582	565	<0.001
鉄（mg）↓	10.6	10.3	10.1	10.2	<0.001
カリウム（mg）↓	2,955	2,939	2,924	2,837	0.008
ビタミンA（IU）↓	2,886	2,806	2,711	2,634	<0.001
レチノール（μg）↓	430	431	419	412	0.26
カロテン（μg）↓	2,551	2,406	2,305	2,212	<0.001
ビタミンC（mg）↓	143	137	133	128	<0.001
ビタミンE（mg）↓	8.78	8.57	8.41	8.31	<0.001
食物繊維（g）↓	14.4	14.0	13.6	13.7	<0.001

n=19,552，1日あたりの平均値を記載（共分散分析により，性・年齢・喫煙習慣・エネルギー摂取量を調整）

ともに歯科医師と一般住民との差は縮まり，80歳以上に至っては男女ともに19本もの歯を喪失していたことが明らかになっています．繰り返しますが，レモネード・スタディは“歯科医師”を対象にした研究調査です．8020運動を謳いはじめた当時の歯科医師自身が実は「80マイナス19」であったとは皮肉なものです．

レモネード・スタディでは，調査アンケートの中に“食物摂取頻度調査”が含まれており，ベースラインにおける栄養素摂取量が解析されています（表4-3）[20]．

レチノール以外の栄養素は，すべて喪失歯数に応じた増減の傾向を示しています．内訳は，炭水化物のみ喪失歯数の増加に伴い摂取量が有意に上昇，炭水化物以外は有意に低下していました．

歯科医師は，喪失歯に対して一般人よりも適切な補綴治療を受けていると予想されるにもかかわらず，このような関連が認められたことは，歯を失うことがいかに栄養摂取に悪影響を与えるかを物語っています．

3　歯の喪失は転倒骨折を招く

続いて，世界で初めて明らかになった，歯科医師の追跡調査結果をみてみましょう．最初は，寝たきりにつながりやすい大腿骨骨折（大腿骨頸部・転子部骨折）と喪失歯数の関係です（図4-17）[24]．

50歳以上の男性歯科医師9,992名（年齢61.1±9.6歳）を平均6年間追跡したところ，20名の大腿骨骨折が発生．歯を10〜19本失うと，大腿骨骨折の危険度は2.3倍に高まり，20本以上失うと5.2倍に達することが明らかになりました．

8020データバンク調査において，かめないものがあるかないかで，開眼片足立ち能力

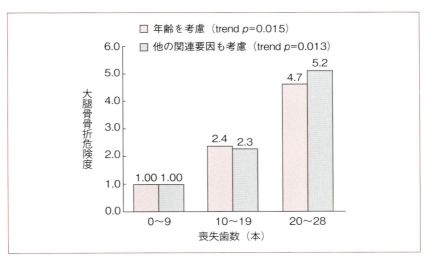

図 4-17　喪失歯数と大腿骨骨折罹患危険度の関係 [24]
他の関連要因：アルコール摂取習慣，喫煙習慣，糖尿病の既往，精神的健康度，睡眠薬の使用頻度，摂取エネルギー総量，摂取カルシウム量，身長，体重，激しい運動の有無．

に差が出ていましたが（図 4-10 参照），歯を失うことは体幹のバランス維持能力の低下につながり，結果として転倒骨折が増加すると考えられます．

4　歯の喪失は命をも奪う

続いて，喪失歯数と死亡危険度の関係です（図 4-18）[25]（注1）．

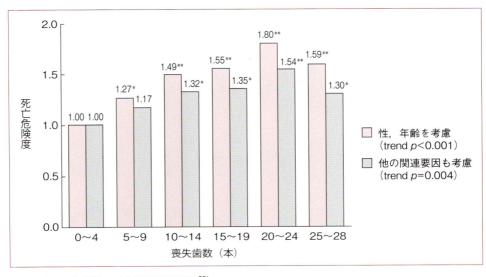

図 4-18　喪失歯数と死亡危険度の関係 [25]
他の関連要因：アルコール摂取習慣，喫煙習慣，肥満度，糖尿病の既往，高脂血症の既往，高血圧症の既往，精神的健康度，睡眠時間，激しい運動の有無．
*$p<0.05$，**$p<0.01$

注1：本解析は，対象者 21,053 名，平均追跡期間 7.9 年，追跡期間中死亡者 1,085 名．

第IV編　歯の喪失が寝たきりと早死をもたらす

　喪失歯数と総死亡危険度の関係を，5本毎の階級別で比較したところ，喪失歯数の増加とともに有意に死亡リスクが上昇していました．**10本以上歯を失うと，わずか8年の間に死亡リスクは5割から8割も高まるのです．**

Dr.にしだのカンどころ！

PPK と NNK

　私が市民公開講座で必ず使うネタの1つが『PPKとNNK』です．PPKは『ピンピンコロリ』．NNKは，PPKの対極である『ネンネンコロリ』です．「皆さんは，将来どちらになりたいですか？それはPPKですよね．私もそうです！」のように切り出すのです．レモネード・スタディが明らかにしたように，歯の喪失は転倒骨折につながります．立派な義歯が入っているはずの歯科医師ですら，20本以上の歯を失うと，大腿骨の骨折リスクが5倍以上も増すのです．大切な大腿骨が折れてしまえば，寝たきり一直線．野生動物にとって，歩けなくなることは死を意味しますが，それは人間においても同じこと．『大切な歯を失うと，寝たきり早死，一直線』であることを指導時に伝えていきましょう．

5　咬み合わせも命にかかわる

　アイヒナー分類に基づく咬合支持域数（図4-4，5参照）と死亡危険度の関係についても解析されています（図4-19）[26]．

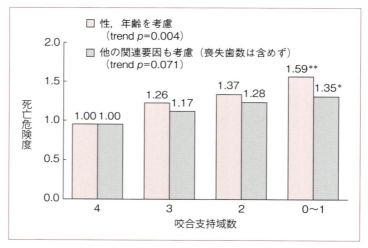

図4-19　咬合支持域数と死亡危険度の関係 [26]
他の関連要因：アルコール摂取習慣，喫煙習慣，肥満度，糖尿病の既往，高脂血症の既往，高血圧症の既往，精神的健康度，睡眠時間，激しい運動の有無．
*$p<0.1$，**$p<0.01$

4つすべての咬み合わせが残っている集団に比べると，咬み合わせ数が減るにつれて死亡リスクが上昇する傾向が認められています．**咬み合わせは，栄養摂取や転倒だけではなく，命にもかかわる**のです．

6 歯磨きを怠ると口腔・咽頭・食道がんを招く

次は，喪失歯数や歯磨き回数と口腔・咽頭・食道がんの発生リスクとの関連を調べた解析結果です（図4-20，21）[27]．

まず，喪失歯数と口腔・咽頭・食道がんの関係ですが，両者の間に有意な関連は認められませんでした．

一方，1日の歯磨き回数と口腔・咽頭・食道がんの発生リスクの間には，明らかな関連が認められています．1日2回歯磨きを行う集団のリスクを基準値1.0に設定すると，**歯**

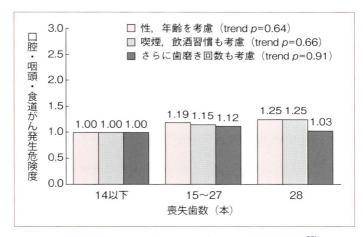

図4-20 喪失歯数と口腔・咽頭・食道がん発生危険度の関係[27]

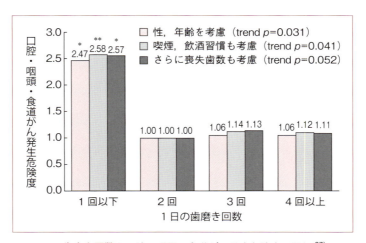

図4-21 歯磨き回数と口腔・咽頭・食道がん発生危険度の関係[27]
*$p<0.05$，**$p<0.01$

磨き1日1回以下の集団では2.5倍のがんリスク上昇がみられたのです．

歯磨き回数が，口腔がんだけでなく，咽頭・食道がんにも影響を与えるとは，大変興味深い結果です．

7 歯間清掃が長生きを決める

最後に，「歯磨きと歯間清掃のどちらが命にかかわるのか？」を明らかにした解析結果をご紹介しましょう．

はじめは，1日の歯磨き回数と死亡リスクの関連です（**図4-22**）[28]．1日4回以上歯磨きをしても，1日1回以下しか歯を磨かなくても，死亡リスクとの間に有意な関連は認められませんでした．

これに対して，歯間清掃回数と死亡リスクとの間には有意な関連が認められています（**図4-23**）．"歯間清掃をほとんどしていない"集団のリスクを基準値1.0に設定すると，週5回以上歯間清掃を実行している集団の死亡リスクは0.84と，統計学的に有意な低値を示したのです．この関係は，調査開始時点で65歳未満であった参加者でより強く，その死亡リスクは0.74だったそうです．

すなわち，**ほぼ毎日歯間清掃をしているだけで，10年間の死亡リスクは2割以上も減少する**のです．

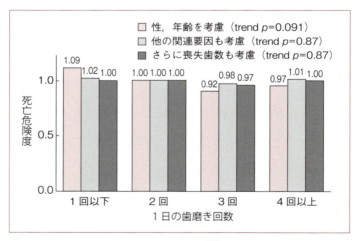

図4-22 歯磨き回数と死亡危険度の関係[28]

他の関連要因：アルコール摂取習慣，喫煙習慣，肥満度，糖尿病の既往，高脂血症の既往，高血圧症の既往，精神的健康度，睡眠時間，激しい運動の有無．

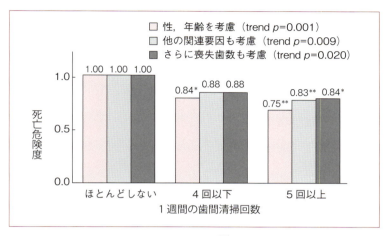

図 4-23　歯間清掃回数と死亡危険度の関係[28]
他の関連要因：アルコール摂取習慣，喫煙習慣，肥満度，糖尿病の既往，高脂血症の既往，高血圧症の既往，精神的健康度，睡眠時間，激しい運動の有無．
$^*p<0.05$, $^{**}p<0.01$

Dr.にしだのカンどころ！

歯間清掃の有無が早死を決める？！

　10年間の総死亡リスクに寄与するものは，歯磨き回数ではなく，歯間清掃回数であるという話は，意外性が高く，聴衆の興味を引きます．実際，この話を医師会で医師や看護師相手に話すと，懇親会では多くの人々から「明日から早速，歯間ブラシを始めます！」とお声が掛かります．単なる指導では，相手の心は動きません．学術的根拠に基づき「私は，あなたの10年先までを見据えたうえで，お勧めさせていただくのですよ」という気持ちを込めながら，保健指導では歯間清掃の重要性も伝えていきましょう．

8　レモネード・スタディに学ぶ

　レモネード・スタディは，日本の歯科医師2万人が自らの体を張り，10年もの歳月をかけて，歯と全身，そして命とのかかわりについて明らかにした，世界初の前向きコホート研究です．

　レモネード・スタディから学んだことを，日頃の指導，そして読者の皆さまご自身とご家族の将来のために，是非ともお役立てください．

第 IV 編　歯の喪失が寝たきりと早死をもたらす

6　8020達成者の素晴らしき歯並び

　8020データバンク調査が岩手県で始まっていた頃，東京都文京区でもある調査が行われていました．この調査をきっかけとして明らかになったのは，8020を達成した人々が，20本をはるかに超える歯数を残しているという事実と，8020達成者の若々しい笑顔だったのです．若々しい笑顔の裏側には，"若々しい歯並び"がありました．

　8020データバンク調査が日本人80歳の"闇"を明らかにしたとすれば，8020達成者調査は"光明"を見出した研究といえるでしょう．

1　東京都文京区の8020達成者

　1996年，東京都文京区歯科医師会は，創立50周年記念行事の一環として，文京区と協力して80歳以上の文京区民に対する口腔と生活の状況に関するアンケート調査を実施しました[29]（注1）．

　同会が8020達成者の詳細について，1997年の日本老年歯科医学会総会で発表したところ[30]，大きな注目を集めたそうです．

　東京歯科大学は，文京区8020達成者のうち資料採得されていた，51名（男性34名，女性17名）の顔写真，口腔内写真，パントモグラフィー（パノラマエックス線写真），各種調査などのデータをもとに，歯列と咬合の分析を行っています[31]．

　8020達成者の平均年齢は83.1歳，平均残存歯数は24.4本であり，1996年時点で8020運動の目標歯数20本を大きく上回っていたことがわかります．

　アイヒナー分類の咬合支持域でみると，グループA（咬合支持域4つ）45.1%，グループB1（咬合支持域3つ）23.5%，グループB2（咬合支持域2つ）15.7%，グループB3（咬合支持域1つ）13.7%であり，欠損部位に対する補綴処置を受けていなかった症例は1名のみだったそうです．すなわち，ほぼ全例が良好な咬合支持域を有していたのです．

2　若い頃の歯並びが口腔の将来を決める

　2004年，宮崎らは千葉市の8020達成表彰コンクール応募者41名を解析していますが，アンケート結果[32]の中から，興味深いデータを2つご紹介しておきましょう．

　まず，「食べ物はよくかめますか？」という質問に対して，「よくかめる」が85.4%，「比較的よくかめる」は14.6%，「よくかめない」は0%，そして「かめない」も0%でした．8020達成者は全員がよくかめ，かめない人は皆無です．

　次に，「若い頃の歯並びはどうでしたか？」という質問に対して，「良かった」が41.5%，「比較的良かった」が43.9%，「あまり良くなかった」は14.6%，「悪かった」は

注1：約7,000名に調査票が送付され，このうち回収され有効であったものは3,002名分（有効回答率43%）．80歳で20歯以上を有していた区民は21.9%でした．

0％でした．すなわち，8020達成者は若い頃の歯並びが良かった人が9割近くを占め，歯並びが悪かった人は皆無だったのです．

Dr.にしだのカンどころ！

前向きの言葉掛け

　私は日々の外来で『前向きの言葉掛け』を心がけています．たとえば，80歳で現在歯数16本の方が来院されたとしましょう．この方に対して「これ以上歯が抜けると奥歯でかめなくなってしまいますから，しっかり歯磨きしましょうね」というのは，後ろ向きの言葉掛けです．これに対して「○○さん，今月は80歳のお誕生日おめでとうございます．○○さんは，16本も歯が残っていて凄いですね！　日本人は80歳を過ぎると歯が1本もない人が，大多数を占めるんです．ご存じでしたか？　大切な歯で美味しく食事を味わえるように，これからもお口を大切にしてくださいね」は，前向きの言葉掛けです．どちらの言葉が嬉しいでしょうか？　間違いなく後者ですよね．前向きな言葉を掛けるためには，ここでも示した『闇の事実』を知っておく必要があります．日本人の口腔の闇とは無歯顎者率であり，光は8020達成者です．私たちはプロフェッショナルなのですから，公平な視点から両者を捉えたうえで，指導の際の言葉掛けに活かしていきましょう．

3　なんでもかめる食生活を実現するために

　糖尿病の食事療法を有効に実行するためには，偏食なく，なんでもかめる口腔機能を保持していることが大前提になります．しかし，本編で紹介したとおり，これまでの日本人は60歳を過ぎると一気に多数の歯を失い，無歯顎者が急増する運命にありました．

　8020達成者達はその中にあってなお，優れた歯並び，咬み合わせを有しており，「80歳を過ぎても健康な口腔を維持することは，決して不可能ではない」ことを私たちに教えてくれています．

　日本人の口の中で，「歯の雪崩」が起こり始めるのは，50代以降です．加えて，日本人は高齢者になると歯科通院を避ける傾向があります．

　ですから，保健指導に関わる方々はどうか本書で紹介する学術的根拠に基づいて，歯科定期通院の必要性と意味を指導の際に伝えてください．人々は知らないだけなのです．

■ 参考文献

1) 厚生省：成人歯科保健対策検討会中間報告．1989．
2) 厚生労働省：平成28年歯科疾患実態調査 報道発表資料．2017．(https://www.mhlw.go.jp/toukei/list/dl/62-28-01.pdf)
3) 厚生労働省：歯科疾患実態調査(https://www.mhlw.go.jp/toukei/list/62-17.html)

第Ⅳ編　歯の喪失が寝たきりと早死をもたらす

4) 厚生労働省:"1 人平均現在歯数・無歯顎者数・現在歯 20 本以上の者の数・現在歯 24 本以上の者の数・喪失歯を持つ者の数, 性・年齢階級別(5 歳以上・永久歯)", 平成 17 年歯科疾患実態調査.
5) 厚生労働省:"1 人平均現在歯数・無歯顎者数・現在歯 20 本以上の者の数・現在歯 24 本以上の者の数・喪失歯を持つ者の数, 性・年齢階級別(5 歳以上・永久歯)", 平成 23 年歯科疾患実態調査.
6) 厚生労働省:"1 人平均現在歯数, 無歯顎者・現在歯 20 本以上の者・現在歯 24 本以上の者・喪失歯を持つ者(人数・割合), 性・年齢階級別(5 歳以上・永久歯)", 平成 28 年歯科疾患実態調査.
7) 厚生労働省:"現在歯数の頻度分布, 性・年齢別(5 歳以上・永久歯)", 平成 28 年歯科疾患実態調査.
8) 小林修平編, 森本基:8020 者データバンクの構築について−8020 者のデータバンクの構築について−. 口腔保健協会, 東京, 2000.
9) 小林修平編, 米満正美:岩手県 8020 データバンク構築事業, −8020 者のデータバンクの構築について−. 口腔保健協会, 東京, 2000.
10) 小林修平編, 安藤雄一:高齢者の健康調査における口腔状態の評価 総括報告, −8020 者のデータバンクの構築について−. 口腔保健協会, 東京, 2000.
11) Eichner K, Über eine gruppeneinteilung der lückengebisse für der prothetik, Dtsch Zahnarztl Z, 10:1831, 1955.
12) Yoshino K et al., Relationship between Eichner Index and number of present teeth, Bull Tokyo Dent Coll, 53(1):37, 2012.
13) 小林修平編, 杉政 孝ほか:8020 データバンクアンケート項目−8020 者のデータバンクの構築について−. 口腔保健協会, 東京, 2000.
14) 山本為之:総義歯臼歯部人工歯の配列について(その 2)〜特に反対咬合について〜. 補綴臨床, 5(3):395, 1972.
15) 小林修平編, 花田信弘ほか:高齢者の健康調査における全身状態の評価と口腔健康状態との関連 総括報告, −8020 者のデータバンクの構築について−. 口腔保健協会, 東京, 2000.
16) 厚生労働省:現在歯数の頻度分布, 性・年齢別(5 歳以上・永久歯), 平成 28 年歯科疾患実態調査.
17) 西田 互:国民健康・栄養調査と歯科疾患実態調査の限界, 糖尿病療養指導士に知ってほしい歯科のこと. 医歯薬出版, 東京, 2018.
18) 若井建志:レモネード通信, 創刊号, 2005.
19) Wakai K et al.,Longitudinal Evaluation of Multi-phasic,Odontological and Nutritional Association in Dentists(LEMONADE Study):study design and profile of nationwide cohort participants at baselien,J Epidemiol,19(2):72,2009.
20) 若井建志ほか:歯科医師を対象とした歯と全身の健康, 栄養との関連に関する研究. 公益財団法人 8020 推進財団会誌「8020」,No6: 76, 2007.
21) Suma S et al.,Tooth loss and pneumonia mortality:A cohort study of Japanese dentists,PloS One,13(4):e0195813,2018.
22) 若井建志ほか:歯科医師を対象とした歯と全身の健康, 栄養との関連に関する研究. 公益財団法人 8020 推進財団会誌「8020」,No10:96,2011.
23) 若井建志ほか:歯科医師を対象とした歯と全身の健康, 栄養との関連に関する研究−歯間部清掃器具使用と全死亡リスクとの関連−. 公益財団法人 8020 推進財団会誌「8020」, No15:114,2016.
24) Wakai K et al.,Tooth loss and risk of hip fracture:a prospective study of male Japanese dentists,Community Dent Oral Epidemiol,41:48,2013.
25) 若井建志ほか:歯科医師を対象とした歯と全身の健康, 栄養との関連に関する研究−喪失歯と総死亡, 動脈硬化関連疾患, 肺炎死亡リスクとの関連−. 公益財団法人 8020 推進財団会誌「8020」,No12:96,2013.
26) 若井建志ほか:歯科医師を対象とした歯と全身の健康, 栄養との関連に関する研究. 公益財団法人 8020 推進財団会誌「8020」, No10:96,2011.
27) 若井建志ほか:歯科医師と対象とした歯と全身の健康, 栄養との関連に関する研究−歯磨き回数, 喪失歯数と口腔・咽頭・食道がんリスクとの関連−. 公益財団法人 8020 推進財団会誌「8020」, No16:118,2007.
28) 若井建志ほか:歯科医師を対象とした歯と全身の健康, 栄養との関連に関する研究−歯間部清掃器具使用と全死亡リスクとの関連−. 公益財団法人 8020 推進財団会誌「8020」, No15:114,2016.
29) 松久保隆ほか:東京都文京区在住 80 歳以上高齢者の口腔保健状態と日常生活活動に関する質問紙調査. 日本歯科医師会雑誌, 50(3):4, 1997.
30) 松原真(東京都文京区歯科医師会)ほか:東京都文京区における 8020 達成者の口腔保健状態と QOL について. 老年歯科医学, 12(2):114, 1997.
31) 茂木悦子ほか:8020 達成者の歯列・咬合の観察−京都文京区歯科医師会提供の資料より−. 日本歯科医師会雑誌, 52:679, 1999.
32) 宮崎晴代ほか:8020 達成者の歯科疾患罹患状況および生活と健康に関する調査結果について. 歯科学報, 104(2):140, 2004.

第 Ⅴ 編

慢性微小炎症の恐ろしさ

第 Ⅴ 編　慢性微小炎症の恐ろしさ

　歯周病（periodontal disease）は，歯肉炎（gingivitis）および歯周炎（periodontitis）に大別されますが，英語の –itis は"炎症"を意味する接尾辞であり，歯肉炎と歯周炎は炎症に基づく疾患であることを言葉が主張しています．

　ごくあたりまえのことですが，"炎症"というキーワードがイメージできるかどうかで，歯周病の捉え方は劇的に変わります．ただし，歯周病が歯肉や歯周組織に引き起こす炎症は，高熱を出すインフルエンザや扁桃炎のように，"大きな炎症"ではありません．歯周病は，発熱など起こさない"小さな炎症"なのです．

　そして，1週間前後で治癒するインフルエンザや扁桃炎とは異なり，歯周病は適切なケアと治療を行わなければ，1年，3年，10年と持続します．小さな炎症が長期間にわたり持続すること，すなわち"慢性微小炎症"こそが，歯周病の恐ろしさなのです．

　本編では，これからの保健指導で必要になる慢性微小炎症の知識を身につけましょう．

1　ぎんさんの若々しい血管が私たちに教えてくれること

　1992（平成4）年，満100歳となった双子の姉妹，"きんさんぎんさん"が鮮烈にデビューし，時代の寵児となったことを覚えていらっしゃる方も多いことと思います．1892（明治25）年生まれの長女きんさんは107歳，次女のぎんさんは108歳でその天寿を全うされました．

　ぎんさんは，きんさんが他界された後，急激に気力と体力が衰え，南生協病院（名古屋市）からの往診を受けられていたそうです．自宅でご家族に見守られながらの最期でしたが，亡くなられたときに伺った主治医（室生医師）が「こんなに元気で長生きされた，ぎんさんのお体がどんなであったのか，ぜひ解剖して研究させていただきたい」と娘さんにお願いされたところ，「私も，母の体がどうなっているのか，不思議に思っていたんです．医療に貢献できるなら，どうぞお願いします．」と快諾され，ぎんさんのご遺体は同病院において，病理解剖を受けることになったのです．この時の詳細が，病理解剖を担当された棚橋医師による『きんさんぎんさんが丈夫で長生きできたワケ』（あけび書房）に記されています[1]．

　棚橋医師は，ぎんさんの臓器の状態が，一見してとても108歳とは思えないほど若々しいことに大変驚き，記者会見翌日の新聞は「ぎんさんの肉体年齢は80歳！」という見出しで飾られました．

　数ある臓器所見の中で，私が着目したのは大動脈です．大動脈は，名前のとおり人体で最も太く，動脈硬化の影響を受けやすい血管です．動脈硬化症を来した血管は，まさに字のごとく硬くなり，ハサミで切り開く際にはバリバリと音がするほどです．粥状硬化により内壁は凸凹になり，色も茶褐色に変色します．しかし・・・ぎんさんの血管は驚くほど軟らかく，内壁も平滑で白く，動脈硬化の兆候は軽度だったそうです（図5-1）．

　「動脈硬化は血管の炎症」ですから，ぎんさんの体は炎症を起こしていない，清らかな状態にあったのではないかと思われます．なぜ炎症のない体が，健康長寿につながるの

106

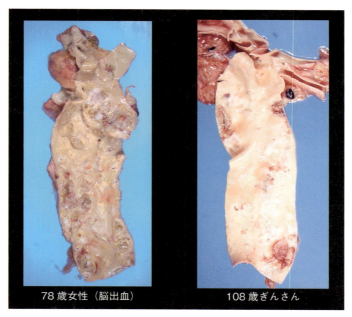

図 5-1　78 歳女性と 108 歳ぎんさんの胸部大動脈（南生協病院病理診断科・棚橋千里先生のご厚意による）
左）脳出血で死亡した 78 歳女性の胸部大動脈：血管内腔は茶褐色に変色し，粥状硬化により凸凹になっている．
右）108 歳ぎんさんの胸部大動脈：血管内腔は白く艶やかであり平滑，動脈硬化所見は部分的である．

か？その理由を学術論文に求めてみましょう．

Dr.にしだのカンどころ！

血管が硬くなる＝老化

　2 症例の大動脈が教えてくれるとおり，「老化とは硬くなる」ことなのです．本来は，白いホースのようにしなやかで艶やかな血管が，内部で動脈硬化を起こすと，汚い色に変色し，石のように硬くなっていきます．まさに，動脈硬化という字のとおりです．そして，この硬化は肝臓でも起こります．ウイルス性肝炎，アルコール性肝炎，脂肪性肝炎をはじめとする慢性肝炎が続くと，肝臓は線維化を起こし，やがては肝硬変に至ります．「慢性炎症は臓器を硬くする」ことを指導現場で伝えていきましょう．

第Ⅴ編　慢性微小炎症の恐ろしさ

2　百寿者研究が明らかにした健康長寿の決め手は"炎症"

　2015年，興味深い研究成果が，慶應義塾大学病院百寿総合研究センターから発表されました[2]．85～99歳536名，100～104歳275名，105～109歳387名，110歳以上22名を対象にして，長寿に影響を与える因子の解析が行われています．因子の候補として，次の7種類が挙げられました（右側は算出方法）．

- 造　　血：赤血球数＋ヘマトクリット＋白血球数
- 炎　　症：CRP＋CMV（Cyto Megalo Virus）タイター＋IL-6＋TNF-α
- 脂質と糖代謝：LDLコレステロール＋総コレステロール＋HbA1c
- 肝機能：AST＋ALT＋γ-GTP
- 腎機能：eGFR（estimated Glomerular Filtration Rate）
- 細胞老化：1/LTL（Leukocyte Telomere Length）
- 免疫老化：1/LTL＋CD8/CD4＋CD16＋1/CD28＋CD56

　これらの因子について，超高齢者（85～89歳：536名）と百寿者（100歳以上：684名）の全死亡を解析すると，両群において統計学的に有意なハザード比上昇を認めたものは，"炎症"だけだったのです（ハザード比：超高齢者1.89［95%CI 1.21, 2.95］，百寿者1.36［95%CI 1.05, 1.78］）．すなわち，貧血，高脂血症，糖尿病，肝・腎機能，老化とは関係なく，炎症が超高齢者と百寿者の予後を短くすることが，日本人を対象にした研究で明らかになったのです．

Dr.にしだのカンどころ！

長生きのキーワードは"炎症"

　Araiらの報告は，きわめて深い問いを投げかけています．医師は，高齢者の外来管理において，高脂血症や糖尿病を気にしがちです．しかし，85歳以上の世界において命を支配するのは，これらの慢性疾患ではなく「炎症」であることが明らかになったのです．人生百年時代は，これまでの医学常識から脱した，炎症制御に基づいた視点と介入が期待されることになるでしょう．

3 久山町研究が明らかにした微小炎症の恐ろしさ

　続いては，こちらも日本が世界に誇る疫学研究です．福岡県糟屋郡久山町は，福岡市に隣接した人口約 8,842 人〔2018（平成 30）年 5 月 1 日現在〕の町であり，国勢調査によると町の年齢構成および就労人口の産業構成は，過去 50 年にわたり全国平均とほぼ同じレベルを維持しています．久山町が平均的な日本人集団を有していることから，九州大学は 1961 年から住民を対象にした脳卒中，心血管病，糖尿病，認知症などの疫学調査を継続してきました[3]．

　久山町研究は，40 歳以上の住民を対象とした前向きコホート研究であり，次のような特徴を有しています．

> ・受診率：約 80％
> ・追跡率：99％以上
> ・剖検率：約 80％

　注目すべきは，受診率の高さもさることながら，その剖検率の高さにあります．死因を決定する際には，ぎんさんも受けた病理解剖以上に正確な診断方法はありません．一般住民を対象に 70 年近くにわたり，80％ もの剖検を継続している研究はほかに類を見ず，このために "ヒサヤマ・スタディ（The Hisayama Study）" として世界中から高く評価されているのです．

1 微小炎症と心筋梗塞の関係

　住民の CRP と冠動脈疾患発症リスクとの関係を解析したヒサヤマ・スタディは，驚くべき事実を明らかにしています（**表 5-1**）[4]．

　40 歳以上の久山町住民 2,589 名を 14 年間フォローしたところ，129 名の住民に冠動脈イベント（心筋梗塞・冠動脈再形成術・心突然死）を認めました．

　ベースラインにおける CRP の四分位（中央値は 0.043 mg/dL）で解析が行われていま

表 5-1　一般住民における CRP 四分位と冠動脈イベント発生の関係

CRP が 0.1 mg/dL を超えるだけで冠動脈イベントのリスクは約 3 倍になる．　　　　　　　　（文献 4）

	CRP（mg/dL）				p for trend
	< 0.021	0.021〜0.043	0.044〜0.102	> 0.102	
n	648	647	645	649	
性・年齢調整ハザード比	1	1.75	2.55	3.96	< 0.0001
多変量調整ハザード比	1	1.60	1.97	2.98	0.0002

調整因子：性，年齢，収縮期血圧，心電図異常，糖尿病，BMI，HDL コレステロール，喫煙習慣，アルコール摂取量，運動習慣

すが，CRP 0.021 mg/dL 未満を基準にすると，**冠動脈イベントの発症リスクは 0.044 ～ 0.102 mg/dL で 2 倍，0.102 mg/dL を超えると 3 倍**にも達することが明らかになっています．

CRP 0.1 mg/dL という値は，ほとんどの医療従事者にとって"無視するほど低いレベル"ですが（p.70～71 参照），本研究は微小炎症の真の恐ろしさを雄弁に語っています．

なお，基準となった **CRP 0.021 mg/dL 未満は，一般住民の 1/4 しか該当しない**点にも，着目しておきましょう．

2 微小炎症と糖尿病の関係

ヒサヤマ・スタディは，CRP と糖尿病発症の関係についても，解析しています（図 5-2）[5]．40 ～ 79 歳の住民 1,759 名を 5 年間フォローしたところ，131 名が糖尿病を発症．年齢で調整した糖尿病の累積発症率を CRP の三分位でみると，男性の場合は CRP 値 0.078 mg/dL 以上で約 3.0 倍，女性の場合は CRP 値 0.058 mg/dL 以上で約 2.6 倍になることがわかりました．

CRP 値 0.1 mg/dL 以上の炎症でも，糖尿病発症の危険度は 3 倍に達するのです．

2 つのヒサヤマ・スタディは，微小炎症が冠動脈イベントや糖尿病の発症に関連している事実を明らかにし，成人体内における炎症制御の重要性を示唆しています．

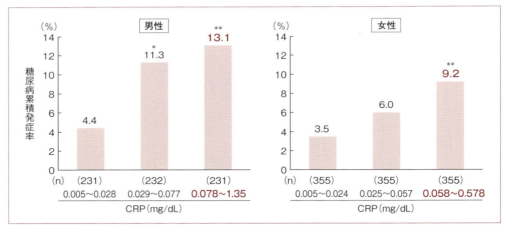

図 5-2　一般住民における CRP 三分位と糖尿病累積発症率の関係　　　　（文献 5）
*$p < 0.01$，**$p < 0.005$（第一位との比較）

Dr.にしだのカンどころ！

CRPの基準値

　現時点において，日本中の医科関係者の多くは「CRPの基準値は 0.3 mg/dL 以下」と理解しています．医学部ではそのように教えていますし，数あるテキストもそう書いているからです．しかし，信頼できる久山町研究は，CRPが 0.1 mg/dL を超えるだけで心疾患や糖尿病の発症リスクが数倍にも増えることを明らかにしました．この事実をまだ知らないスタッフや国民に向けて，是非とも読者の皆さまが積極的に発信していただければと思います．

4　ドイツの出生コホート研究が明らかにした歯肉炎の恐ろしさ

　ここまでの考察により，超高齢者と百寿者の予後を支配するものは炎症であること，CRP 0.1 mg/dL という低レベルの炎症であっても冠動脈イベントや糖尿病発症は有意に上昇することを私たちは理解しました．

　となれば，「低レベルの炎症は，一体どこからやってくるのか？」という疑問がふつふつと湧いてきます．ところが，成人の場合は加齢，喫煙，ストレス，慢性疾患，炎症性疾患など，さまざまな要因が複雑に絡み合うため，炎症の原因を探し出すことは不可能に近いのです．

　そこで筆者は，ドイツで実施された Pitchika らによる出生コホート研究に着目しました[6]．対象者は，GINIplus および LISAplus という2つの出生コホート研究から選ばれ，出生後6カ月，1年，18カ月，2年，3年，4年，6年，10年，15年の順にフォローアップ調査が行われています．本書では，15年目のフォローアップデータの解析結果を示します．

　特筆すべき本研究の特徴は，大規模出生コホート研究であることに加え，研究参加者の抽出に際して，"炎症に関するきわめて厳しい除外基準" が採用された点にあります（図5-3）．

　除外対象者は，CRPの値が平均値よりも標準偏差の4倍以上高い値（いわゆる外れ値）を示した者（5名），検査前の2週間以内に何らかの感染症に罹患した者（208名），CRPに影響を与えうる薬物（非ステロイド性抗炎症薬，抗菌薬，ステロイド）を内服している者（147名）の計360名です．

　最終的に解析された人数は846名であり，3割もの参加者が除外されたことになりますが，これほど厳密に，**CRPに影響を与え得る因子が排除された研究**を，筆者はほかに知りません．

　解析対象者は，生活習慣の質問や体格検査などに加え，血清 CRP と CPI（Community

第V編　慢性微小炎症の恐ろしさ

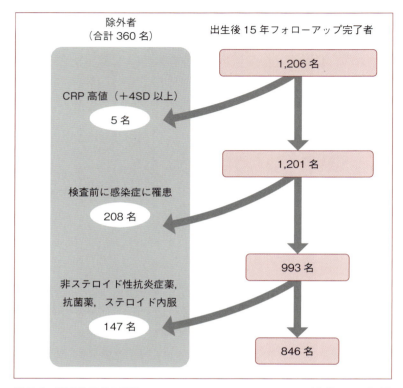

図 5-3　研究参加者の選択フロー　　　　　　　　　（文献 6 より作成）
15 年のフォローアップを完了した 1,206 名から，CRP 解析にあたり不適切と考えられた 360 名を除外し，最終的には 846 名が解析対象となった．

Periodontal Index：地域歯周疾患指数）が測定されました（**表 5-2**）．

　歯肉炎は全体の 23% に認められ，出血している分画数は全 6 分画のうち，1 カ所が 10%，6 カ所が 6% でした．体格は過体重が 9% と，著しい肥満傾向を認める集団ではありません．そして，ドイツで実施された研究ならではの項目が，"15 歳の喫煙状況"です．喫煙歴がない 15 歳は 86% に過ぎず，**2% は毎日喫煙**しています．

　この集団の CRP に対して多変量解析を実施したところ，有意なオッズ比上昇を認めた項目は**表 5-3** のとおりです．CRP 上昇に有意な影響を与えたもののオッズ比は，「毎日の喫煙」，「肥満」，そして「歯肉炎」の順でした．このうち，歯肉炎の有無と CRP の関係をグラフ化したものが**図 5-4** です．

　横軸は 5% 間隔の CRP パーセンタイル階級，縦軸は各パーセンタイルの CRP 平均値です．歯肉炎を認めない群の CRP 95 パーセンタイルは CRP 0.047 mg/dL に留まっているのに対して，**歯肉炎群の CRP 95 パーセンタイルは CRP 0.38 mg/dL** にも達しています．

　加えて，歯肉炎群の CRP は最下位の 5 パーセンタイルですら，0.07 mg/dL から始まっていることに留意してください．CRP 0.07 mg/dL は，先程のヒサヤマ・スタディによれば，糖尿病の累積発症率が数倍に跳ね上がるレベルに該当します（**図 5-2** 参照）．

表 5-2 解析対象となった 15 歳集団 (846 名) の特徴　（文献 6 より作成）

歯肉炎	なし	77.3%
	あり	22.7%
CPI プロービング時に出血を認めた分画数	0	77.3%
	1	10.0%
	2	1.9%
	3	2.1%
	4	1.1%
	5	1.2%
	6	6.4%
体　格	正　常	84.1%
	過体重	8.9%
	低体重	7.0%
喫　煙	な　し	86.1%
	たまに	6.0%
	毎　日	1.9%
	未回答	6.0%

表 5-3 15 歳集団の CRP に影響を与える因子　（文献 6 より作成）

	調整オッズ比	95%信頼区間	p
毎日の喫煙	6.27	1.39 − 28.39	0.017
肥　満	4.95	0.73 − 33.68	0.007
歯肉炎	2.17	1.25 − 3.77	0.006

変数：歯肉炎の有無，性別，BMI（正常・肥満・やせ），喫煙習慣（なし・たまに・毎日）

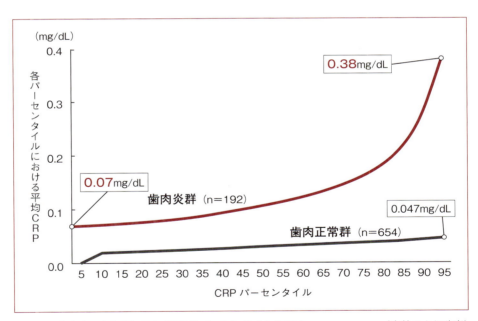

図 5-4　歯肉炎の有無別にみた CRP のパーセンタイル分布図　　（文献 6 より改変）
5%間隔のパーセンタイル別にその平均 CRP をグラフ化したもの．
15 歳の若者であっても歯肉炎があるかないかで，体内の炎症レベルには劇的な差が生じる．

　本研究は 15 歳のドイツ人を対象にしたものですが，体格や喫煙状況を考慮すると，日本人成人の CRP に最も強く寄与する因子は，"歯肉炎・歯周炎"ではないかと筆者は考えています．

第 V 編　慢性微小炎症の恐ろしさ

Dr.にしだのカンどころ！

15歳だからこそ明らかになった歯肉炎の恐ろしさ

　ここで紹介したドイツの出生コホート研究ほど，炎症に影響する因子を前もって厳密に排除した研究はないでしょう．そして，15歳という若い体だからこそ，歯肉炎がCRPに与える影響を観察できたのです．糖尿病の研究もそうなのですが，調査対象者の年齢が上がるほどにさまざまな交絡因子が作用し，その解析は難しくなります．大きなノイズに埋もれて，小さな信号が聞こえなくなってしまうからです．歯肉炎もまた小さな信号ですが，長期間にわたり持続することで，体中に共鳴をもたらし，恐ろしい微小炎症を引き起こすのです．

5　百寿者研究，久山町研究，出生コホート研究は語る

　人生100年時代を迎えた今，百寿者研究は健康長寿を損なう重要な因子として"炎症"を見出しました．さらに，久山町研究は精度の高い研究により，CRP 0.1 mg/dL前後の低レベル炎症が，心血管病や糖尿病の発症を数倍にも悪化させることを明らかにしています．そしてドイツの出生コホート研究によれば，15歳の少年少女ですら，歯肉から出血するだけで，CRPが慢性疾患を誘発するレベルまで上昇するのです．

　3つの研究は日本とドイツにおいて，それぞれ独立して実施されたものですが，このように読み解くと，15歳，40歳以上の一般住民，そして百寿者と，すべての世代が"炎症"を通してつながることがわかります．そして，その炎症の裏には，歯肉炎すなわち歯周病が存在することを，保健指導に関わる皆さまは決して忘れないでください．

■ 参考文献

1) 棚橋千里, 室生 昇：きんさんぎんさんが丈夫で長生きできたワケ．あけび書房，東京，2009．
2) Arai Y et al., Inflammation, But Not Telomere Length, Predicts Successful Ageing at Extreme Old Age: A Longitudinal Study of Semi-supercentenarians, EBioMedicine 2(10): 1549-1558, 2015.
3) 梅津加奈子：剖検率100%の町　九州大学久山町研究室との40年．ライフサイエンス出版，東京，2001．平川洋一郎, 清原 裕：久山町研究-これまでの総括, Diabetes Journal, 41(2): 9, 2013．
4) Arima H et al., High-sensitivity C-reactive protein and coronary heart disease in a general population of Japanese: the Hisayama study. Arterioscler Thromb Vasc Biol, 28(7): 1385-91, 2008.
5) Doi Y et al., Elevated C-reactive protein is a predictor of the development of diabetes in a general Japanese population: the Hisayama Study, Diabetes Care, 28: 2497, 2005.
6) Pitchika V et al., Gingivitis and lifestyle influences on high-sensitivity C-reactive protein and interleukin 6 in adolescents, J Clin Periodontol, 44(4): 372-381, 2017.

第VI編

特定健診が
意味するもの

CHAPTER
01

糖尿病の未病段階：前糖尿病

　2008年4月から，特定健診(特定健康診査)と特定保健指導が開始されましたが，当時は「腹囲や血液検査の判定基準が厳しすぎるのではないか？」という批判的な意見が多勢を占めていたものです．今でも，判定基準について懐疑的な考えを持つ医療従事者は多いことでしょう．

　例えば，判定項目の1つである「血糖」に関しては，絶食時血糖100 mg/dL 以上またはHbA1c 5.6% 以上の時，要保健指導と判定されますが[注1]，読者の皆さまはその理由を受診者にわかりやすく説明できるでしょうか？

　特定健診における血糖判定基準の根拠を理解するためには，「糖代謝異常」の知識が必要になります．糖代謝異常は糖尿病を発症する前の未病段階を指す概念ですが，具体的には「前糖尿病」と「妊娠糖尿病」から構成されます．

　本編では前糖尿病と妊娠糖尿病を学ぶことで，特定健診の意義を理解してみましょう．

1　糖尿病診断の限界

　最初に，「閾値による診断基準」がはらむ問題について考えてみます．第Ⅱ編で解説した通り，糖尿病と診断するために必要となる検査項目は，血糖値とグリコヘモグロビン(HbA1c)です．それぞれの検査値が，ある一定値（閾値）以上の時，糖尿病と診断されます．

　この診断基準に基づけば，次の検査値の場合は糖尿病と診断されます．

> ・HbA1c　6.5%
> ・絶食時血糖　126 mg/dL

　しかし，次の検査値の場合はどうでしょうか？

> ・HbA1c　6.0%
> ・絶食時血糖　120 mg/dL

　後者の場合は，糖尿病とは診断されません．医師からの説明は「あなたは糖尿病ではありません」となります．ここで医師は「糖尿病ではない」と説明しているのですが，ほとんどの人はここで「自分は健康である」と勘違いしてしまうのです（図6-1）．検査結果は，確かに糖尿病ではないのですが，専門家の目から見れば"限りなく糖尿病に近い状態"であるにもかかわらず….

　こうして，ただちに生活習慣を改善すべき人達が「自分は健康と誤解」した結果，数年後には糖尿病を発症していくのです．

注1：絶食時血糖126 mg/dL 以上またはHbA1c 6.5% 以上の時は，受診勧奨の対象となる．

糖尿病の未病段階：前糖尿病 CHAPTER 01

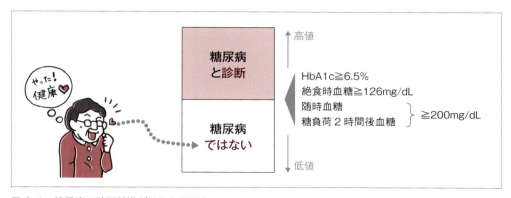

図6-1　糖尿病の診断基準がはらむ問題点
一般人は自分の検査が基準値より少しでも低ければ「健康と誤解」する．

2　未病という捉え方

　このように，臨床検査で多用される"閾値"は，病気を診断するうえでは役に立つ一方で，多くの国民に「自分は健康であるという誤解」を与えてしまう問題を抱えています（図6-2 A）．

　"未来の病気"を防ぐという観点に立った時，閾値を用いた西洋医学的な捉え方では，対応できません．これに対して，東洋医学では病気と正常の合間に"未病"という領域をおいています（図6-2 B）．未病とは，文字どおり「いまだ病気ではない人々」をさす概念です．

　糖尿病は，西洋医学が得意とする閾値で診断される病気ですが，糖尿病発症を予防するためには，その前段階に未病を配置する必要があります．この糖尿病の未病段階こそが，"糖代謝異常"なのです．

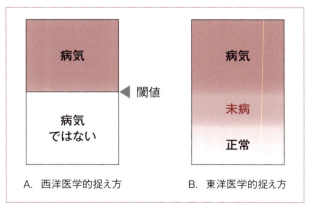

図6-2　病気の捉え方

3 糖尿病診断のための"閾値"はどこから生まれたのか？

　話を進める前に，糖尿病診断基準が生まれた背景を理解しておきましょう．現在の診断基準の根拠は，米国アリゾナ州に居留するピマインディアンという部族を対象にした疫学調査です．もともとこの部族は，アリゾナ砂漠という劣悪な環境下で，川の小魚や砂漠に生息する小動物を蛋白源にした，質素な食事で生き延びてきました．しかし，ダム建設により水脈が絶たれ離農したうえ，近代化の波にさらされた結果，**ピマインディアンは世界で最も肥満症と糖尿病の有病率が高い民族**となってしまったのです．

　このピマインディアンを対象にして，糖尿病網膜症の発症と各種血糖指標の関係を検討することで，糖尿病診断のための閾値（絶食時血糖 126 mg/dL 以上，糖負荷 2 時間後血糖 200 mg/dL 以上，HbA1c 6.5％ 以上）が決定されました（**図 6-3**）[1]．

　糖尿病網膜症は，糖尿病患者のみに認められる眼底の細い血管の障害（細小血管障害）です（p.38）．**現在の診断基準は，糖尿病網膜症が急激に増加しはじめるレベルの閾値**に基づいて設定されているのです．

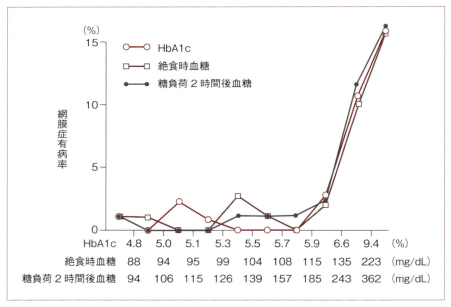

図 6-3　ピマインディアンにおける各種血糖指標と糖尿病網膜症の関係　　　　（文献 1）

Dr.にしだのカンどころ！

ピマインディアンの網膜症発症閾値

　糖尿病の診断基準が，ピマインディアンの網膜症発症閾値に基づいていることは，意外と知られていません．視力に関わる大切な眼底の細い血管が障害を受ける「網膜症」は，糖尿病患者にだけ認められる特殊な合併症です．眼底の血管が出血するという，人体にとってありえない状況が起きる血糖値が，糖尿病の診断基準なのです．このように考えると，診断基準よりも若干低いだけでは，到底安心できませんよね．

4 糖尿病の未病段階は"前糖尿病"

　もちろん，たとえ高血糖状態が生まれたとしても，短期間で眼底の血管が障害を受けるわけではありません．網膜症発症には，長期間にわたり慢性高血糖状態が続くことが必要です(注1)．すなわち，**糖尿病の発症を予防するためには，網膜症発症の閾値でスクリーニングしていては遅すぎる**のです．

　そこで，米国糖尿病学会（ADA：American Diabetes Association）は糖尿病の発症を予防するために「**前糖尿病（prediabetes）**」という概念を国民に向けて発信しています（**図6-4**）[2]．

　米国では，血糖指標が次の範囲にある人達に対しては，"非糖尿病"ではなく，"前糖尿病"として注意喚起が促されます．

米国糖尿病学会の前糖尿病判定基準
・HbA1c　5.7 〜 6.4%
・絶食時血糖　100 〜 125 mg/dL
・糖負荷 2 時間後血糖　140 〜 199 mg/dL

　日本では考えられないほど，厳しい値です．この基準で判断すると，米国民の多くが前糖尿病状態にあることが，明らかになっています（**表6-1**）[3]．

　驚くべきことに，**10代ですでに18%，20代で26%，中年で52%，高齢者では70%もの住民が前糖尿病に該当**するのです．

注1：高血糖を来した全員が，糖尿病網膜症を発症するわけではありません．発症には遺伝背景をはじめとする，さまざまな要因が複雑にからみあっています．

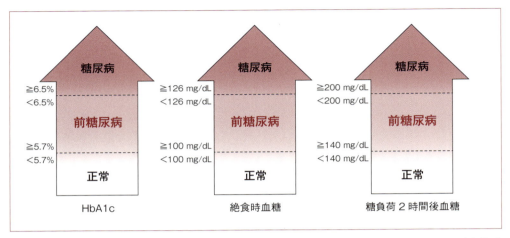

図 6-4　米国糖尿病学会が国民に啓発する前糖尿病　　　　　　　　　　　　　　　　　　　　　　　　（文献 2）

表 6-1　米国の各年代層における前糖尿病有病率

	12 〜 19 歳	20 〜 44 歳	45 〜 64 歳	65 歳以上
前糖尿病有病率	17.8%	26.1%	52.4%	69.9%

（文献 3 より作成）

Dr.にしだのカンどころ！

糖尿病予防は米国に学ぼう！

　日本では，米国糖尿病学会の前糖尿病という概念は採用されていません．代わりに，境界型やメタボリックシンドロームという概念が乱立し，国民にとってはきわめてわかりにくい状態にあります．『正常・前糖尿病・糖尿病』のほうがはるかに簡明で，国民に伝わりやすいと私は思うのですが…．

5　久山町研究が明らかにした日本人の前糖尿病状態

　ここまでは海外のお話でしたが，久山町研究は私たち日本人を対象にして，さらに詳細な解析を行っています[4]．対象者は 1988 年当時，40 〜 79 歳であった久山町住民 3,227 名です．このうち，ベースライン調査を受診し，参加条件を満たした人数は 1,982 名（住民対象者の 61.4%）．その後，**平均 11.8 年の観察期間中に糖尿病発症の有無**がチェックされました(注2)．

注 2：久山町研究は，約 12 年にも及ぶ観察期間の間，90.9% という驚異的なフォローアップ率を誇っています．

糖尿病の未病段階：前糖尿病

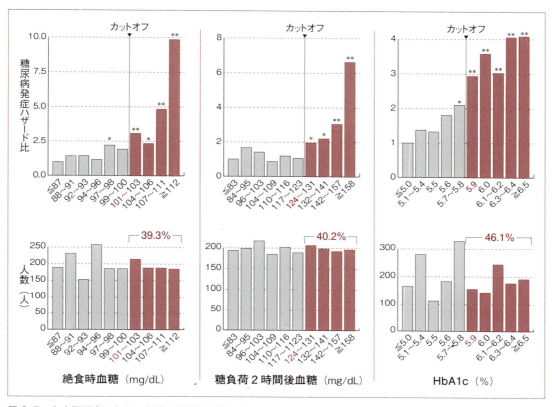

図 6-5　久山町研究における各種血糖指標と糖尿病発症の関係　　　　　　　　　　　（文献 4 より作成）
調整変数：年齢，性，糖尿病の家族歴，絶食時インスリン，BMI，HDL コレステロール，中性脂肪，高血圧症，アルコール摂取量，喫煙習慣，運動習慣
$^*p<0.05$，$^{**}p<0.01$

　絶食時血糖，糖負荷 2 時間後血糖，HbA1c の値と，多変量調整を行った糖尿病のハザード比の関係をグラフ化したものが図 6-5 です．
　ROC（Receiver Operating Characterestic）解析から，糖尿病発症に対するそれぞれの血糖指標のカットオフ値（閾値）は次のように計算されました．

> **久山町研究による糖尿病発症予測のカットオフ値**
> ・絶食時血糖　101 mg/dL 以上
> ・糖負荷 2 時間後血糖　124 mg/dL 以上
> ・HbA1c　5.9% 以上

　絶食時血糖は米国糖尿病学会の前糖尿病の定義（p.119）とほぼ同じですが，ほかの 2 つは違う値を示しています．HbA1c は 5.9% と 0.2 ポイント高値ですし，糖負荷 2 時間後血糖は 124 mg/dL とかなり低い値になっています．
　注目すべきは，これらのカットオフ値以上に該当する住民の比率です．絶食時血糖

101 mg/dL 以上は全体の 39.3％，糖負荷 2 時間後血糖 124 mg/dL 以上は 40.2％，HbA1c 5.9％ 以上は 46.1％ ですから，**今後 12 年の間に糖尿病を発症する可能性が高い住民は全体の 4 割以上**にも達するのです．

6 日本糖尿病学会が定める境界型の問題

　ここで，日本糖尿病学会が定める糖尿病の未病状態をみてみましょう．同学会は，"境界型"という概念を次のように定義しています[5]．

> **日本糖尿病学会による境界型の定義**
> ・絶食時血糖　　110 〜 125 mg/dL
> ・糖負荷 2 時間後血糖　　140 〜 199 mg/dL

　HbA1c への言及はありませんが，糖負荷 2 時間後血糖については米国糖尿病学会の前糖尿病と同じ範囲です．最も大きな違いは絶食時血糖であり，米国糖尿病学会の基準値や久山町研究で明らかになったカットオフ値よりも，10 mg/dL 高い 110 mg/dL が設定されています（図 6-6）．

　米国では，絶食時血糖 100 mg/dL から前糖尿病に該当するのに対し，日本では**絶食時血糖 100 〜 109 mg/dL は "正常高値"** とみなされ，境界型には含まれていません．

　正常高値という言葉自体が，"正常と異常高値が混在する" 矛盾したものですし，久山町研究の結果から考えれば，**本来は米国のように絶食時血糖 100 mg/dL 以上を未病として捉えるべき**でしょう．

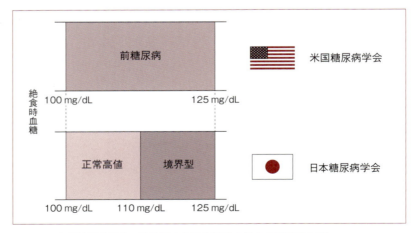

図 6-6　米国糖尿病学会の前糖尿病と日本糖尿病学会の境界型の違い

糖尿病の未病段階：前糖尿病

7 HbA1c 5.5%から脳心血管疾患は増え始める

　糖尿病発症前の早期糖代謝異常が全身に及ぼす影響については，久山町研究の1つが興味深い事実を明らかにしています[6]．40〜79歳の久山町住民2,851名（平均年齢58.8歳）を7年間にわたり追跡したところ，144名が死亡し，このうち95名（66.0%）が病理解剖に付されました（最終的な追跡率は100%）．この世界一精緻な研究方法により，ベースライン調査時のHbA1cと脳心血管疾患[注1]発症率の関係が明らかになったのです（図6-7）．

　糖尿病領域であるHbA1c 6.5%以上でハザード比が上昇するだけでなく，**HbA1c 5.5%という未病の段階から脳梗塞のハザード比が3.6倍に上昇している**点に注意が必要です．心血管病の場合も，HbA1cが5.5%を超えるとハザード比が2倍に増える傾向が認められています．

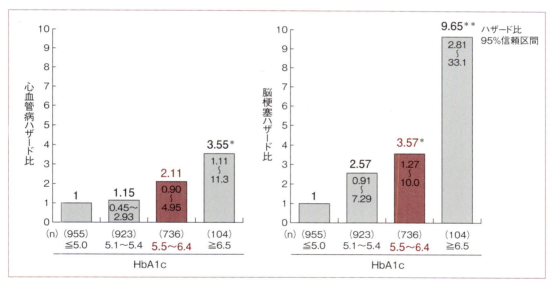

図6-7　HbA1cと脳心血管疾患ハザード比の関係　　　　　　　　　　　　（文献6より作成）
調整変数：年齢，性，高血圧症，心電図異常，BMI，総コレステロール，HDLコレステロール，喫煙習慣，アルコール摂取量，運動習慣
*$p<0.05$，**$p<0.01$ vs HbA1c ≦ 5.0%

注1：**心血管病**：急性心筋梗塞，無痛性心筋梗塞，症状発現後1時間以内の心突然死，冠動脈バイパス術もしくは血管形成術が実施された冠動脈疾患，**脳血管疾患**：脳梗塞，脳出血

第VI編 特定健診が意味するもの

Dr.にしだのカンどころ！

血糖上昇の恐ろしさ

「HbA1c 5.5%以上」で，脳梗塞や虚血性心疾患の発症リスクが高まることは，医師の間でもほとんど知られていません．先程の久山町研究では，糖尿病発症を予測する HbA1c カットオフ値は 5.9%でした（p.121参照）．糖尿病を発症するはるか以前であっても，わずかな血糖上昇が全身の血管に障害を与え始めることを知っておきましょう．

CHAPTER 02

早期糖代謝異常：妊娠糖尿病

1 HAPO スタディが明らかにした早期糖代謝異常の恐ろしさ

　次は視点を変え，"妊産婦"を通して早期の糖代謝異常がもたらす恐ろしさを理解しましょう．

　1991 年，HAPO スタディ（Hyperglycemia and Adverse Pregnance Outcomes：高血糖による周産期合併症の研究）という衝撃的な研究結果が発表されました[7]．妊婦の糖代謝異常に対するアプローチは，この当時まで"出産後の糖尿病発症"が指標にされていましたが，この研究では新たに"周産期合併症"が検討されたのです．

　国際的に統一された診断基準を作成するため，世界 9 カ国の 15 施設が参加し，25,505 名の妊婦を対象にした，周産期合併症の無作為比較試験が実施されました．

　妊娠 24 〜 32 週の時点で全例に 75 g ブドウ糖負荷試験を実施し，著しい異常値[注1]を示した症例は除外されています．最終的に，23,316 名について「血糖値に関する全データを関係者には伏せたうえで，周産期合併症の評価」が行われました．

　絶食時血糖，糖負荷 1 時間後血糖，糖負荷 2 時間後血糖は，それぞれ 7 つの血糖区分で解析が行われています（表6-2）．

表 6-2　HAPO スタディの血糖区分

血糖区分 1 を基準として解析されたが，血糖値の低さに注目．

血糖区分	絶食時血糖 （mg/dL）	糖負荷 1 時間後血糖 （mg/dL）	糖負荷 2 時間後血糖 （mg/dL）
1	< 75	≦ 105	≦ 90
2	75 〜 79	106 〜 132	91 〜 108
3	80 〜 84	133 〜 155	109 〜 125
4	85 〜 89	156 〜 171	126 〜 139
5	90 〜 94	172 〜 193	140 〜 157
6	95 〜 99	194 〜 211	158 〜 177
7	≧ 100	≧ 212	≧ 178

（文献 7 より作成）

　すでに紹介してきた，米国糖尿病学会の前糖尿病診断基準や久山町研究で示された糖尿病発症カットオフ値と比べ，はるかに低い血糖レベルで解析されている点に着目してください．

　これらの血糖区分において，①在胎週数に対する出生体重が 90 パーセンタイルを超え

注 1：糖負荷 2 時間後血糖 200 mg/dL 以上，絶食時血糖 105 mg/dL 以上，随時血糖 200 mg/dL 以上，血糖 45 mg/dL 以下

第VI編 特定健診が意味するもの

る頻度，②初回帝王切開の頻度，③新生児低血糖の頻度，④臍帯血Cペプチドが90パーセンタイルを超える頻度，それぞれについてグラフ化したものが図6-8です．

　解析の結果，絶食時血糖は6.9 mg/dL上昇するごとに，糖負荷1時間後血糖は30.9 mg/dL上昇するごとに，糖負荷2時間後血糖は23.5 mg/dL上昇するごとに，周産期合併症の頻度が有意に増加することが明らかになりました．

　ごくわずかな血糖上昇が，周産期合併症の増加につながることが，統計学的に明らかになったのです．

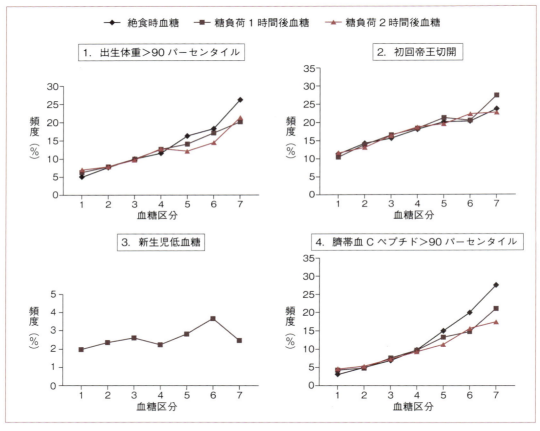

図6-8　妊婦の血糖区分と周産期合併症の関係　　　　　　　　　　　　　（文献7より改変）

Dr.にしだのカンどころ！

人間本来の血糖値

HAPOスタディの血糖区分をよくみてください（表6-2）．絶食時血糖は100 mg/dL未満を6分割し，最大の区分7は100 mg/dL以上です．そして，80 mg/dL台，90 mg/dL台という低値であっても，胎児や母体には明らかな悪影響が及んでいます．本当に健康な妊婦さんの絶食時血糖は「70 mg/dL前後」なのです．妊婦の血糖値は低値を示すため，この結果をそのまま一般人にあてはめることはできませんが，HAPOスタディは人間本来の血糖値は驚くほど低いことを教えてくれています．

2 妊娠糖尿病の診断基準

HAPOスタディの研究成果に基づき，2010年に妊娠糖尿病（GDM：Gestational Diabetes Mellitus）の新しい診断基準が発表されました（表6-3）[8]．

表6-3 妊娠糖尿病と妊娠中の明らかな糖尿病の診断基準

	妊娠糖尿病	妊娠中の明らかな糖尿病
絶食時血糖	92 mg/dL以上	126 mg/dL以上
糖負荷1時間後血糖	180 mg/dL以上	
糖負荷2時間後血糖	153 mg/dL以上	
HbA1c		6.5%以上
判定条件	1つ以上該当	1つ以上該当

（文献8，9より作成）

妊娠糖尿病は"糖尿病"という名前はついているのですが，両者は全く異なる診断基準に基づいています．本来は**"妊娠糖代謝異常症"**という名前がふさわしいでしょう．

たとえば，妊娠中に見つかった明らかな糖尿病は，絶食時血糖が126 mg/dL以上で診断されますが，妊娠糖尿病は92 mg/dL以上で診断されるのです．その差は34 mg/dLにも達しますが，先に紹介したHAPOスタディの結果に基づき，これほど厳しい基準値が妊婦に適用されたのです．

3 日本における妊娠糖尿病の実態

Morikawa らが，日本の 205 施設で出産した 237,941 名を調査したところ[10]，糖尿病は 0.8%，**妊娠糖尿病は 5.5%** を占めていたことからも，妊娠糖尿病は決して珍しい疾患ではありません．

Kugishima らは，妊娠糖尿病で出産した 306 名の女性を約 14 カ月間にわたり追跡調査したところ，このうちの 32 名（10.5%）が糖尿病を発症したことを報告しています[11]．

妊娠糖尿病は周産期合併症だけでなく，母体にも影響を与え，**妊娠糖尿病経験者の 1 割が出産後に糖尿病を発症する危険性がある**のです．

Dr.にしだのカンどころ！

妊娠糖尿病は糖尿病ではない

名前のために誤解しやすいのですが，「妊娠糖尿病」と「糖尿病」は全く異なる疾患です．母親学級で，両者は診断基準が違うこと，妊娠糖尿病は赤ちゃんとお母さんを周産期合併症から守るために，きわめて厳しい基準が設けられていることを優しく伝えてあげましょう．

4 歯周病が妊娠糖尿病を誘発する？

最後に，インドで実施された研究をご紹介します[12]．インドでは，糖負荷試験の 2 時間後血糖が 140 mg/dL 以上の時，妊娠糖尿病と診断します（DIPSI：The Diabetes in Pregnancy Study group India）．国際統一基準よりも，はるかに厳しい診断基準であることを念頭においてください．

Kumar らが，584 名の初回妊婦を対象に，歯周検査と 75 g ブドウ糖負荷試験を実施したところ，**10% の妊婦が妊娠糖尿病（糖負荷 2 時間後血糖 140 mg/dL 以上）**と診断されています．歯周検査の結果，歯周炎が 148 名（25.3%），歯肉炎が 184 名（31.5%），健常な歯肉が 252 名（43.2%）であり，**57% の妊婦が歯周病を合併**していました（**表 6-4**）．

表 6-4　歯周病の有無と妊娠糖尿病罹患率の関係

	歯周病なし (n=252)	歯肉炎 (n=184)	歯周炎 (n=148)	p
年齢（歳）	23.3±2.8	23.2±2.6	23.1±2.6	0.583
BMI（kg/m²）	21.1±1.0	21.1±1.0	21.1±1.1	0.910
妊娠糖尿病*の頻度（%）	4.4	9.2	19.6	0.001

＊糖負荷 2 時間後血糖値 140 mg/dL 以上　　　　　　　　　　　　　　（文献 12 より作成）

　歯周病を認めない妊婦の妊娠糖尿病罹患率は 4.4% でしたが，歯肉炎の妊婦で 9.2%，歯周炎の妊婦で 19.6% と，**妊娠糖尿病罹患率は歯周病合併者で有意に上昇**していたのです．

　この事実は，"未来の母親" に対して，徹底した歯肉炎・歯周炎の管理を行うことで，**妊娠糖尿病の発症を予防できる**可能性を示唆しています．

Dr.にしだのカンどころ！

妊娠糖尿病の女性はスイーツ好き!?

　インドの研究から明らかになったように，妊婦さんが歯肉炎や歯周炎を放置してしまうと，妊娠糖尿病を併発してしまう危険性があります．そして妊娠糖尿病の女性には，ある共通点があります．それは「お菓子や菓子パンなどのスイーツが大好き」であること．それでなくても妊婦さんは，ホルモンバランスの関係から歯肉炎を起こしやすいのに，糖質過多の間食を多量に摂取すれば，いとも簡単に歯肉出血を来してしまいます．妊婦さんはもちろんのこと，妊娠可能年齢にある女性の歯肉炎は要注意です．歯肉炎への保健指導を通して，健全な出産に導いてあげましょう．

第VI編 特定健診が意味するもの

Dr.にしだのカンどころ！

早期糖代謝異常に関わる糖尿病予防指導認定歯科衛生士

正常から未病，未病から糖尿病へのつながりは，絶食時血糖という指標が最も捉えやすく，妊娠糖尿病と糖尿病をつなぐ部分には，米国糖尿病学会の前糖尿病がしっくりと収まります．そこで，ここまでの全体像を図にまとめてみました．

問題は，糖代謝異常の人々に，誰がどのようにして介入するのかという点にあります．冒頭で説明したとおり，疾病保険に縛られた医科ができることは限られています．歯周治療で糖代謝が改善するのであれば，糖代謝異常の人々に，最も効果的に介入できる職種は歯科医療従事者になるでしょう．

この考えを実際に具現化したものが，2016年に日本歯科衛生士会が創設した"糖尿病予防指導認定歯科衛生士"です．

日本歯科衛生士会は，「糖尿病予防の口腔保健指導及び管理にかかる専門的な知識・技能を習得し，地域社会に貢献できる医学的・歯学的知識と口腔保健学的技能を有する歯科衛生士」の育成を目指し，本認定制度を策定しました．

世界最先端ともいえる糖尿病予防指導認定歯科衛生士の活躍は，医科にはできなかった糖代謝異常への効果的な介入を可能にすることでしょう．

ぜひ保健指導者の立場からも，糖尿病予防指導認定歯科衛生士への理解と支援を頂けましたら幸いです．

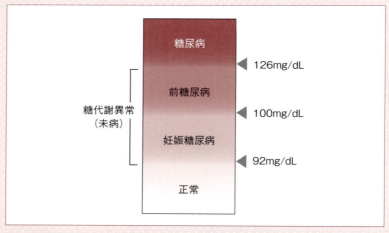

図　絶食時血糖を通して連続的に捉える糖代謝状態の全体像

糖尿病における未病は糖代謝異常であり，具体的には妊娠糖尿病と前糖尿病から構成される．正常から糖尿病まで，糖代謝状態は3種類の閾値（絶食時血糖）を介して，連続的につながっている．

早期糖代謝異常：妊娠糖尿病

CHAPTER
02

5 糖代謝異常がわかれば特定健診の意義がみえてくる

　残念なことに，厚生労働省のホームページ[14]には，特定健診の判定基準が設定されるに至った経緯や，その学術的根拠が記されていません．けれども，本編でご紹介した前糖尿病と妊娠糖尿病の知識があれば，保健指導の際に，自信をもって結果の意味を説明できることでしょう．

　血液検査の数値の向こうに，5年，10年先の未来が見通せるようになった時，保健指導は単なる指導を超え，人々の未来を救う貴い仕事へと昇華するのです．

■ 参考文献

1) McCance DR et al., Comparison of tests for glycated haemoglobin and fasting and two hour plasma glucose concentrations as diagnostic methods for diabetes, BMJ 308(6940):1323-1328, 1994.

2) American Diabetes Association: Diagnosing Diabetes and Learning About Prediabetes. (http://www.diabetes.org/diabetes-basics/diagnosis/)

3) Menke A et al., Contributions of A1c, fasting plasma glucose, and 2-hour plasma glucose to prediabetes prevalence: NHANES 2011-2014, Ann Epidemiol, 28(10): 681-685, 2018.

4) Mukai N et al., Cut-off values of fasting and post-load plasma glucose and HbA1c for predicting Type 2 diabetes in community-dwelling Japanese subjects: the Hisayama Study, Diabet Med, 29(1): 99-106, 2012.

5) 日本糖尿病学会：糖尿病治療ガイド 2018-2019. 文光堂，東京，2018.

6) Ikeda F et al., Haemoglobin A1c even within non-diabetic level is a predictor of cardiovascular disease in a general Japanese population: the Hisayama Study, Cardiovasc Diabetol, 12: 164, 2013.

7) HAPO Study Cooperative Research Group et al., Hyperglycemia and adverse pregnancy outcomes, N Engl J Med, 358(19): 1991-2002, 2008.

8) International Association of Diabetes and Pregnancy Study Groups Consensus Panel, International association of diabetes and pregnancy study groups recommendations on the diagnosis and classification of hyperglycemia in pregnancy, Diabetes Care, 33(3): 676-682, 2010.

9) 日本糖尿病妊娠学会と日本糖尿病学会との合同委員会：妊娠中の糖代謝異常と診断基準の統一化について，2015.

10) Morikawa M et al., Perinatal mortality in Japanese women diagnosed with gestational diabetes mellitus and diabetes mellitus, J Obstet Gynaecol Res, 43(11): 1700-1707, 2017.

11) Kugishima Y. et al., Risk factors associated with the development of postpartum diabetes in Japanese women with gestational diabetes, BMC Pregnancy Childbirth, 18(1): 19, 2018.

12) Kumar A et al., Association between periodontal disease and gestational diabetes mellitus-A prospective cohort study, J Clin Periodontol, 45: 920-931, 2018.

13) 西田 互：内科医から伝えたい歯科医院に知ってほしい糖尿病のこと その2. 医歯薬出版，東京，2019.

14) 厚生労働省：特定健診・特定保健指導について．
https://www.mhlw.go.jp/stf/seisakunitsuite/bunya/0000161103.html

第 VII 編

医療面接で保健指導は
生まれ変わる

第**VII**編　医療面接で保健指導は生まれ変わる

1　医療面接とは？

　2005 年，日本の医学部・歯学部に新しく OSCE（Objective Structured Clinical Examination：オスキー）とよばれる，客観的臨床能力試験が導入されました．この試験に合格しなければ，5 年次から患者さんを相手にした臨床実習を受けることができなくなったのです．

　試験内容は，バイタルサインの評価，頭頸部診察，胸部診察，腹部診察，神経診察など多岐にわたりますが，コミュニケーション技法を評価する「医療面接」も含まれています．

　医療面接は，患者から病歴や家族歴など，さまざまな情報を効率的に聴取する方法や，信頼関係を構築するための技術を系統だって教える学問です．筆者は，かつて愛媛大学医学部において，医療面接の教育・試験責任者として，医学生の指導にあたっていました．

　毎年，医学生を相手にした講義とロールプレイング，そして試験を繰り返す中で，「どうすれば学生たちが最短距離で医療面接に熟達していくのか」，その指導方法がわかってきました．最初は知識と経験がないため，3 分もロールプレイングを続けることができなかった医学生達が，冬休みの間に友人や家族相手に練習を積むと，試験時には制限時間10 分のロールプレイングを見事にやり終えるのです．短期間で目覚ましく成長し，学生医師としての風格を備えていく若者の姿は，感動的ですらありました．

2　面接からインタビューへ

　医療面接は欧米で生まれた学問ですが，これは「Medical Interview（メディカル インタビュー）」を和訳した言葉です．Medical を医療，Interview を面接と訳したわけです．しかし，この Interview の翻訳に問題がありました．

　Inter-view は，inter（お互いに）と view（見合う）から成り立つ言葉ですから，本来は**「お互いに見合う」**ことを意味しているのです．ところが，面接という言葉にこのような語感は一切含まれておらず，むしろ"面接試験"からイメージされるとおり，一方的で恐ろしい雰囲気が，医療面接という言葉には漂っています（**図 7-1**）．

　以下，便宜上医療面接という言葉は使いますが，皆さまは頭の中で「面接 ➡ インタビュー ➡ お互いに見合うこと」と読み替えながら，読み進めてください．

3　医療はサイエンスとサービス

　ここで OSCE 試験に，なぜ医療面接が登場したのか？その理由を紐解いてみましょう．筆者は，医療は**「サイエンスとサービス」**から成り立っていると考えています（**図7-2**）．

134

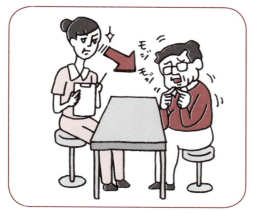 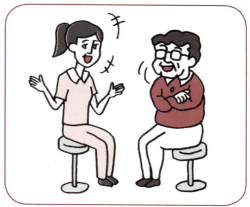

図 7-1 面接 vs インタビュー
日本語の面接にインタビュー本来の語感は一切含まれていないことに注意．

　サイエンスは，医学に基づいた検査・診断・治療などであり，これらは古くからの医学教育で教えられてきました．言い換えれば，知識と技術ともいえますが，いくら博識で腕が良い外科医であっても，暴力的な言動が目立てば，それは優れた医師とはいえません．優れた医療従事者には「全人的資質」が求められるからです．一般用語で表現すれば，サービスとなるでしょうか．

　従来の医学教育に欠けていた，全人的資質を育てるための学問が医療面接であり，これを補完するため OSCE 試験に導入されたのです．

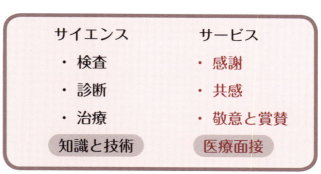

図 7-2 医療はサイエンスとサービス
知識と技術に医療面接が加わることで，全人的医療が可能になる．

4　医学生が最も苦手としたのは共感する力

　OSCE 試験の際，医療面接の試験教官は，学生の服装や姿勢，表情，言動，聴取項目などを注意深く観察し，40 以上にわたる項目を細かく採点します．この中で，医学生が最も不得手とする項目が，1 つだけありました．それが「共感」なのです．

共感という漢字が意味するところは「共に感じる」ですが，interviewと同じくこの日本語には問題があります．

共感は，英語の「empathy（エンパシィー）」を和訳した言葉であり，その意味を英英辞典（Oxford Advanced Learner's Dictionary）で調べると「The ability to understand another person's feelings, experience」と書かれています．すなわち「相手の気持ちや，相手が置かれた状況を理解する能力」なのです．共感とは能力であり，共感力といっても，よいかもしれません．

医学生のほとんどが共感の項目で得点できなかった理由は，彼らがまだ若く未熟で，共感力を備えていなかったからでしょう．そして学生と同じく，大人の中にも「共感上手な人と共感下手な人」がいます．共感は「磨けば光るが，磨かなければ一生涯光らない」能力の1つです．

5　感謝が共感力を育む

正直なところ，筆者自身もかつてはこの共感力に欠けていました．医学生への指導や試験を通して，共感の重要性と自身の共感力の弱さに気づき，以来，日々の外来でこの共感力を磨き続けています．

とくに開業後，筆者の共感力は目覚ましく進化したように思います．大学勤務時代は，研究・教育・診療（外来・入院）の3本柱に時間をとられていましたが，クリニックを開院してからは，外来診療のみに打ち込めるようになったからです．

そして，「雇用者から経営者」に転じたことで，患者さんの捉え方が激変しました．勤務医時代は，外来で10人診察しても，40人診察しても給与は一緒なので，「検査は受けたいが薬は飲みたくない」と言われる患者さんに対して「それならば，大学を受診する意味はないので，もう来なくていいですよ」と平気で答えていたものです．つまり，当時の筆者は，相手の言動に対して生じる自分の未熟な感情に任せ，苦手な患者さん，嫌いな患者さんを作っていたのです．

しかし，開業後はガラリと変わります．クリニックの運営に必要な医業収益は，すべて患者さんがもたらしてくださいます．「窓口の自己負担金に加え，毎月の高額な保険料，そしてお金では買えない貴重な時間をさいてまで，この方はここに来院してくださっている，なんと有り難いことか…」．このあたりまえの事実に気づいた時，筆者の目の前から苦手な患者さん，嫌いな患者さんは，霧が晴れるように消え去り，「来院患者全員に対して心の底からの感謝」が生まれるようになったのです．

そして，自分の心に感謝が生まれるようになって初めて，共感力が芽生え始めていることに気づきました．「サービスのはじまりは感謝であり，感謝こそが共感力を育む」のです．

これは，保健指導の現場でも同じことでしょう．なかなか言うことを聞かない人，イヤイヤモード全開でやってくる人，いくら受診勧奨しても決して医療機関を受診しない人

等々，世の中には私たち医療従事者の神経を逆なでする人があふれています．

けれど，よく考えてみてください．指導室を訪れた人は，イヤイヤであろうと，渋々であろうと，喜んでであろうと，貴重な時間をさいて指導を受けに来てくれた人達なのです．なんと有り難いことでしょうか．

「指導を受けてくださる皆さんのおかげで，今の自分と職場があります．○○さん，今日も指導を受けてくださってありがとうございます」口には出さずとも，心の中でこのように感謝の言葉を述べてみてください．自分の心に感謝が生まれれば，いつもの保健指導に自然と共感が生まれるはずです（図 7-3）．

感謝のない指導

感謝があふれる指導

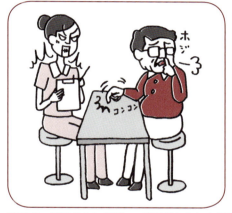
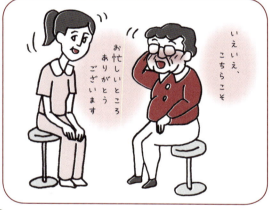

図 7-3　感謝のない指導 vs 感謝があふれる指導
指導者側に感謝の気持ちが持てるかどうかで，相手の態度も変わる．

6　共感を生み出すために必要な妥当化

医療面接は患者との信頼関係構築のために，共感を重要視していますが，具体的な構築方法も教えています．本書では，数ある手法の中から「妥当化」をご紹介しましょう．

妥当化の原語は「legitimation」という英語です．難しい単語ですが，英英辞典をみると「There is a fair and acceptable reason」と簡潔に記載されています．すなわち妥当化は**「そこにはきちんとした理由がありますよね，私もそう思いますよ」**という，理由づけを行いながら相手を支える，温かな支援メッセージなのです．

人間のあらゆる感情や行動には，すべて理由があります．なぜ今年の検診では体重が増えたのか？なぜ HbA1c がいきなり 9％ になったのか？なぜこの人は毎年の指導にもかかわらず内科を受診しないのか？これらを自分の目線から生まれる感情のままに処理し，相手に対して嫌悪感を抱いてしまう医療従事者は，まだまだアマチュアです．本当のプロフェッショナルであれば，個人的な感情に流されるのではなく，公平かつ医学的な立場で相手を捉え，**「結果の裏側に潜んでいる原因」**を探しあてなければなりません．

7 共感を導く魔法の言葉

　ここで，筆者が30年の医者人生を通して編み出した「2つの魔法の言葉」を皆さまに伝授しましょう．この2つの言葉は，とくに保健指導の現場で役立つはずです．

　言うまでもなく，糖尿病は「ストレスの影響」を大きく受ける疾患です．不眠や夜勤，家庭内でのトラブルなど，これらのストレスはすべて血糖値を著しく上昇させます．

　筆者は長年の外来を通して，患者さんのストレス発生源として二大要因が存在することに気づきました．「ひとつが仕事，もうひとつが家庭」．すなわち，仕事や家庭が原因で糖尿病が悪化するケースがほとんどなのです．

　糖尿病悪化の原因を探るためには，相手の仕事の状況，そして家庭環境を把握しなければなりません．それでは，具体的にどうやって把握すればよいのでしょうか？

8 「晩ご飯は何時に食べられますか？」

　まず仕事面ですが，保健指導の現場であれば仕事内容はあらかじめ把握できるかと思います．しかし，一般外来では保険証から勤務先はわかっても，仕事内容まではわかりません．かといって，仕事内容というのはかなり深いプライバシー情報なので，ほとんどの患者さんは自分の仕事を伝えることに抵抗感をもっており，正直に詳細は話してもらえません．

　そこで筆者が考えついた魔法の言葉が「晩ご飯は何時に食べられますか？」という質問なのです．ありきたりな夕食の摂取時間ですから，この質問に対して抵抗を示した人は，いまだかつて一人もいません．全員が「大体○時から○時の間ですかねぇ…」と素直に答えてくれます．

　答えが返ってきたらこっちのもの．24時間社会の影響で，多くの人々は夜遅く食事をとっています．するとすかさず「そんなに遅くまで毎日大変ですね，お仕事ご苦労さまです」と続けるのです．何気ない言葉にみえますが，これこそが共感に基づいた"医療面接"なのです．もしも，ここで共感の言葉を返さずに，情報としてパソコンに打ち込むだけであれば，これは"尋問"になってしまいます（図7-4）．

　ひとたび共感が生まれると，一気に患者さんとの間に信頼関係が生まれ始めます．二人が信頼関係で結ばれると，患者さんは自然と仕事の内容まで詳細に語り始めるものです．筆者は，この夕食の摂取時間を呼び水として，仕事環境を詳細に聴取しています．

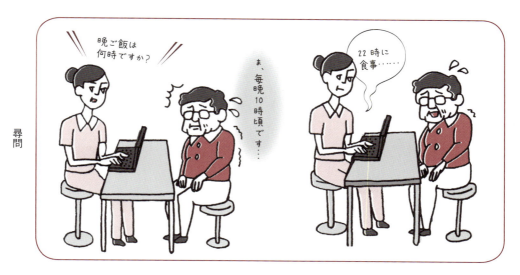

図 7-4 尋問 vs 医療面接
共感の言葉があるかないかで，指導現場は様変わりする．

9 遅い食事時間を応用した妥当化

　糖尿病の管理と予防という観点に立った時，「夕食の摂取時間」という情報は極めて重要です．夜遅い食事は容易に血糖値を上昇させますので，今年の検診で HbA1c の上昇傾向が認められれば，「今年は糖尿病の検査値が上がっていましたが，それは夜遅い食事が原因だったのかもしれませんね」と伝えることができるでしょう．これが妥当化です．きちんと理由を見出し，それを言語化してあげることで，相手は救われるのです（図7-5）．

　結果を批判的に指摘するだけの場合と比べれば，妥当化の威力は一目瞭然でしょう．

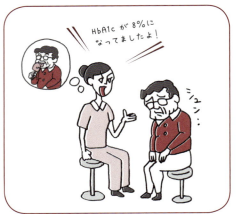
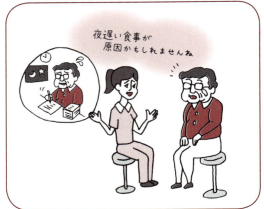

図 7-5　指摘 vs 妥当化
同じ指摘でも妥当化の有無により，相手が受け取る印象は激変する．

10　「どなたとお住まいですか？」

　2つ目の魔法の言葉は「どなたとお住まいですか？」です．そもそもこの質問は，筆者が，その昔さんざん重ねた失敗から生まれています．妙齢の女性が受診された時，若い頃は「ご結婚されていますか？」とストレートに質問していたものです．相手が独身だった場合，どのようなことになったのかは・・・皆さまのご想像におまかせいたします．

　「いかにすれば，相手に失礼がなく，かつ知りたい情報を聞き出せるのか？」ずっと悩み続けた末に生まれた質問が，「どなたとお住まいですか」なのです．

　思いついた最初の頃は，もっぱら妙齢の女性相手に使い「一人です」と返ってくると，心の中で「セーフ・・・」と思いながら，カルテに独身である旨を記載していたものです．しかしある時，この質問は男女の区別なく，あらゆる年代に対して応用が可能であることに気づいたのです．

　例えば，女性であれ男性であれ，一人暮らしをしながら仕事をすることは，掃除・洗濯や，日頃のゴミ出しなど，大きな苦労が伴うものです．また，料理も大変でしょう．ですから「一人暮らしです」という答えが返ってきた時は，「お一人で家事もしながら仕事もされて，偉いですね．となると，食事は外食が多いのですか？」のように**共感を乗せながら，質問を組み立てていく**のです．

　「共感を言葉に乗せる」ところがポイントです．そして，この返しに「自炊」ではなく「外食」という言葉を選んでいるところにも，先読みから来る深い意味が隠されています．

11　心からの拍手と賞賛を

　実際に質問してみればわかりますが，社会人の多くは年齢に関係なく一人暮らしをして

います．そして，一人暮らしの人はどうしても外食やコンビニ弁当に頼りがちです．この"常識"に基づき，より頻度が高いと考えられる「外食」を言葉にしているのです．

さらに，外食を先に出すことで，もしも相手から「自炊」という返事が返ってくれば，そこに「意外性」が生まれます．そうすれば自然と「驚きました！凄いですね！偉いです

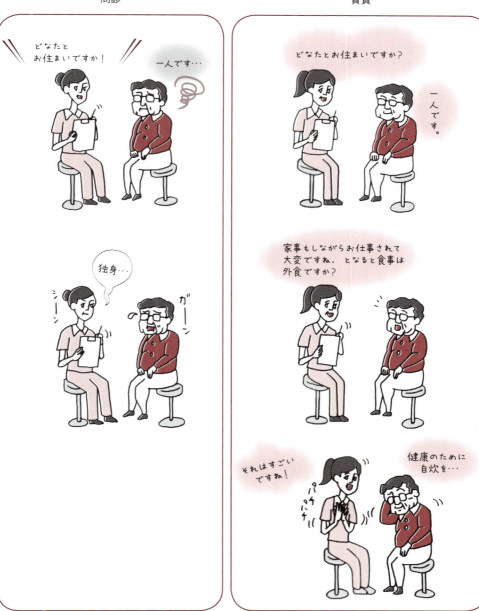

図 7-6　問診 vs 賞賛
共感が生まれないインタビューはただの問診である．しかしひとたび共感が生まれればそれは賞賛につながる．

ね！尊敬します！」という心からの賞賛と言葉が、生まれることでしょう（図7-6）.

図7-2の"サービス"の最後に書かれた「敬意と賞賛」は、このような展開から生まれるのです.

12 ある歯科衛生士さんとの出会い

筆者は毎日の外来で、患者さん全員に敬意や賞賛を言葉で表し、なおかつ拍手で褒め称えるようにしています．もちろん、大学勤務時代には一切していなかった習慣ですが、外来が様変わりしたきっかけは、ある若い歯科衛生士さんとの出会いでした．

勉強のために，予防歯科で有名な横浜の歯科医院を受診した時のことです．担当してくださった歯科衛生士さんは，まず口腔内をじっくり観察した後、磨けていない部分に注目して「西田先生、ここの磨き残しはどうしたら取れるでしょうね？」と、子どもを諭すように優しく促すのです．その頃の歯磨きは"横磨き"だけでしたので、歯ブラシを縦に持ち、磨き残しが赤く染まっている部分をブラッシングすると、当然のことながらプラークは取れます．すると、「西田先生、すご～～い！！」と拍手をしながら賞賛してくださったのです．

今でも、その時の場面を鮮明に思い出せるのですが、気恥ずかしさが半分、嬉しさが半分．そして、「拍手と共に賞賛してもらえると、人間というのは、こんなにも嬉しくなる」ことを、自分自身の経験を通して学んだのです．

早速、次の月曜日から筆者も賞賛と拍手にチャレンジしました．ところが、いざ実践するとなると、これがなかなか難しいのです．褒めるためには、まず患者さんの良いところを見つける必要があります．

HbA1cがよくなっていれば話は簡単なのですが、全員が全員、糖尿病が改善するわけではありません．横ばいの方、悪化する方、外来にはそれぞれたくさんいらっしゃいます．そんな時には、「血糖値は変わっていませんが、体重は下がりましたね！」、「痩せて脂肪肝がよくなってきましたよ！」、「血圧が下がって、オシッコの蛋白まで減ってきたではないですか！」と、あの手この手で、褒めまくります．検査結果で褒めるところがなければ、「○○さんは、今日も笑顔が素敵ですね！」、「今日のお召し物はお洒落ですね、本日のベストドレッサー賞ですよ！」などなど、ちょっとやりすぎかな…と思うほどの賞賛を毎日自分に義務づけています．

トレーニングの甲斐あって、今では自然に敬意と賞賛の言葉が溢れるようになりました．そして、心からの賞賛には、自然と大きな拍手が備わります．精一杯の賞賛と拍手を受けた患者さんは、かつての筆者と同じように、満面の笑顔となって診察室を出て行かれます．

おかげで筆者は、外来で疲れることがありません．毎日、全員の患者さんの中に宝物を見つける楽しさと、賞賛を通じて、患者さんから喜びと感謝を頂けるのですから．

13 幸せから倖せへ

このような外来をしていると「あの先生は優しすぎる，患者にはもっと厳しく言わないと！」いう同業者の声が，患者さんを通して，ちらほら聞こえてきます．

主治医により，薬の選び方に違いがあるように，コミュニケーションにもさまざまな"色"があります．医療とはいえ，最後は人間関係なのですから，美容院を選ぶように，医院を選ぶことがあってもよいでしょう．何より筆者は，第Ⅰ編の7ページで紹介した，糖尿病の治療を中断したり，受診すらしていない人々の存在を常に念頭においています．

「通院の中断こそが最大の悪であり，通院継続こそが最高の善である」．この信念は，これからも変わることはないでしょう．そして，通院さえ続けてくださっていれば，いつの日か患者さんの心の中に気づきが芽生え，考え方や行動が驚くほど変わる姿を，筆者は数えきれぬほど目にしてきました．そこまでに至る時間は，1カ月の人もいれば，数年かかる人もいらっしゃいます．先日などは，10年以上をかけて遂に開眼された方もおられました．

哲学者である鷲田清一氏は，著書の中で「待つことなく待つ」と述べています [1]．これはまさしく，糖尿病の外来や保健指導の現場で医療従事者に求められる姿勢ではないでしょうか？

「相手に厳しく過大な期待をかけるわけではない，かと言って冷たく見放すわけでもない．生涯にわたりその人の人生に寄り添い，晴れた日には喜びの言葉をかけ，雨の日にはそっと傘を差し出す．」これが，現在の筆者が到達した糖尿病外来ですが，その福音として「倖せ」の二文字を頂くことができました．

「幸」という字に"人偏"をつけて「倖」と書きます．筆者なりの解釈によれば，幸せはただひとりに限定したものですが，倖せは縁ある人々に広がっていく，より次元の高い幸福感です．インドで生まれた密教の言葉で表現すれば「大楽（たいらく）」でしょうか．

例えば，医療従事者はえてして「患者さんのために」という言葉を好みますが，この言葉の裏には「健常者として医療に携わる医療従事者が，病気という問題を抱える弱い患者に尽くすことはあたりまえ」という，"主従の意味"が隠されています．すなわち，この言葉が意味する医療従事者と患者の間柄は，決して公平なものではなく，上から目線に基づく一方向の関係性なのです（図7-7）．

これに対して，医療面接に習熟すれば「患者さんの幸せ」から離れ，「患者さんと私達の倖せ」をより高く公平な視点から俯瞰できるようになります．

保健指導の成果として健康な体を取り戻せば，わざわざ挨拶に訪ねてくる人もいるでしょう．電話やメールによるお礼が届くかもしれませんし，廊下や街中ですれ違った際に会釈してもらえるかもしれません．どのような形の感謝であれ，指導に関わった人々の胸には喜びが溢れ，「この仕事をしていて良かった！」と，倖せのおすそわけを頂けることでしょう（図7-7）．

143

第VII編　医療面接で保健指導は生まれ変わる

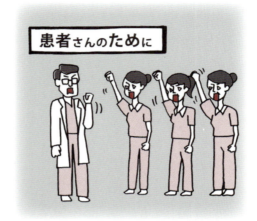
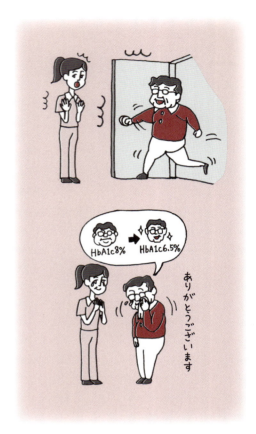

図 7-7　患者さんのために vs 倖せ
「患者さんのために」という考えは上から目線に基づいた考え方である．医療面接を学べば患者さんと共に自分達も「倖せ」に至ることができる．

本編で紹介した医療面接は，全体のごく一部です．興味を持たれた方には，筆者も執筆に関わった『デンタルインタビュー入門』[2]をお勧めします．医療面接を歯科向けに改変した，デンタルインタビューを解説したものですが，医科にもそのまま応用できる普遍的な内容が書かれています．例えば，「なぜマスクを外さなければならないのか？」「話しかける時の正しい位置はどこなのか？」「姿勢はどのようにとるべきなのか？」「共感を導くために有効な"送り返し"とは何なのか？」「自己紹介にはどのような意味があり，どのようにするべきなのか？」など，わかりやすいイラストと解説に加え，ロールプレイングの実習ビデオも付いた，大変お得な内容になっています．

■ 参考文献

1) 鷲田清一：待つということ．角川学芸出版，東京，2006．
2) 西田 互，武井典子：デンタルインタビュー入門 医療面接で生まれ変わる歯科外来．医歯薬出版，東京，2019．

【著者略歴】
西田 互(にしだ わたる)

医学博士,日本糖尿病学会糖尿病専門医
広島県広島市出身
1988年　愛媛大学医学部卒業
1993年　愛媛大学大学院医学系研究科修了
1994年　愛媛大学医学部第二内科助手
1997年　大阪大学大学院医学系研究科神経生化学助手
2002年　愛媛大学医学部附属病院臨床検査医学(糖尿病内科)助手
2008年　愛媛大学大学院医学系研究科分子遺伝制御内科学(糖尿病内科)特任講師
2012年　にしだわたる糖尿病内科　開院,現在に至る

にしだわたる糖尿病内科
〒790-0952 愛媛県松山市朝生田町6-4-1
　　http://nishida-wataru.com

保健指導のカンどころ！
保健師に知ってほしい糖尿病と歯科のこと　　ISBN978-4-263-23733-5

2019年10月25日　第1版第1刷発行

　　　　　　　著　者　西　田　　　互
　　　　　　　発行者　白　石　泰　夫
　　　　　　発行所　医歯薬出版株式会社
　　　　　〒113-8612　東京都文京区本駒込1-7-10
　　　　　　　　TEL.(03)5395-7638(編集)・7630(販売)
　　　　　　　　FAX.(03)5395-7639(編集)・7633(販売)
　　　　　　　　https://www.ishiyaku.co.jp/
　　　　　　　　郵便振替番号 00190-5-13816

乱丁,落丁の際はお取り替えいたします　　印刷・あづま堂印刷／製本・愛千製本所
　　　　　　© Ishiyaku Publishers, Inc., 2019. Printed in Japan

本書の複製権・翻訳権・翻案権・上映権・譲渡権・貸与権・公衆送信権(送信可能化権を含む)・口述権は,医歯薬出版(株)が保有します.
本書を無断で複製する行為(コピー,スキャン,デジタルデータ化など)は,「私的使用のための複製」などの著作権法上の限られた例外を除き禁じられています.また私的使用に該当する場合であっても,請負業者等の第三者に依頼し上記の行為を行うことは違法となります.

JCOPY＜出版者著作権管理機構 委託出版物＞
本書をコピーやスキャン等により複製される場合は,そのつど事前に出版者著作権管理機構(電話 03-5244-5088, FAX 03-5244-5089, e-mail : info@jcopy.or.jp)の許諾を得てください.